中医传承

全国名中医用药特辑

妇科病诊治

主　编◎王广尧　　陈立怀

副主编◎刘丽敏　　王艳萍

编　者◎马正涛　　马象柔　　王　环

　　　　王晓双　　田　娜　　安艳红

　　　　衣尚国　　李宏贺　　刘志超

　　　　张　颖　　杨正乔　　金　影

　　　　梅雪靖　　程　巍　　潘群玉

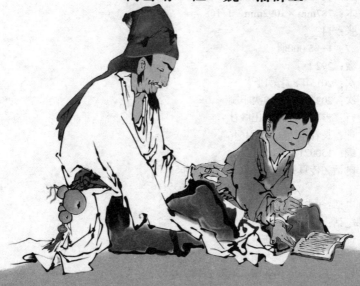

吉林科学技术出版社

图书在版编目（CIP）数据

妇科病诊治 / 王广尧等主编. -- 长春：吉林科学技术出版社，2015.2
ISBN 978-7-5384-8682-7

Ⅰ. ①妇… Ⅱ. ①王… Ⅲ. ①妇科病－中医治疗法 Ⅳ. ①R271.1

中国版本图书馆CIP数据核字（2014）第302241号

全国名中医用药特辑

妇科病诊治

主　　编：王广尧　陈立怀
出版人：李　梁
责任编辑：韩　捷　李永百
封面设计：长春创意广告图文制作有限责任公司
制　　版：长春创意广告图文制作有限责任公司
开　　本：787mm×1092mm　1/16
印　　张：14
印　　数：1-35 000册
字　　数：292千字
版　　次：2015年8月第1版
印　　次：2022年6月第2次印刷
出版发行：吉林科学技术出版社
社　　址：长春市人民大街4646号
邮　　编：130021
发行部电话／传真：0431-85635177　85651759
　　　　　　　　　　85651628　85635176
编辑部电话：0431-85635186
储运部电话：0431-86059116
网　　址：http://www.jlstp.com
实　　名：吉林科学技术出版社
印　　刷：天津海德伟业印务有限公司
书　　号：ISBN 978-7-5384-8682-7
定　　价：61.00元

前言

妇科病是女性生殖系统疾病的统称，主要包括外阴疾病、阴道疾病、子宫疾病、输卵管疾病、卵巢疾病等。妇科病是女性常见病和多发病，若治疗不当，易迁延不愈，将伤害女性的身心健康，影响女性正常的生活、工作。近年来，中医药工作者在临床实践的基础上，搜集整理了大量当代名老中医的诊疗经验，汇集了大量的经验方，为我们临床诊治妇科疾病提供了丰富的经验。

《国家级名老中医用药特辑——妇科病诊治》是由吉林科学技术出版社组织中医妇科领域的专家、学者和临床一线医师精心编写。从经带胎产杂等方面探讨妇科疾病的发病机制及诊治经验，全书所列方剂荟萃了当代名老中医穷其毕生经验而总结的用药精华，经验方按组成、功效、主治、用法、方解、加减、点评、验案8个部分进行编写。全书追求科学性、实用性，突出中医辨证的用药特色，是全国妇科名老中医的精华结晶，为临床辨证治疗妇科疾病提供了应用指南，是广大中医临床医师提高中医临证水平的一本实用参考资料。

本书在编写过程中，得到韩捷编审的指导和帮助，谨致谢忱。

编　者
2015年7月

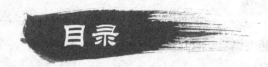

目录

第一章　功能性子宫出血

第二章　闭　经

第三章　痛　经

第四章 子宫肌瘤

第五章 不孕症

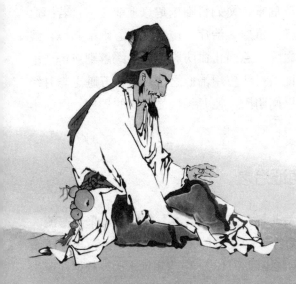

第一章

功能性子宫出血

标本兼顾治功血 班秀文

班秀文（1920—2014），男，广西隆安人，毕业于广西省立南宁医药研究所，曾任广西中医学院教授，为广西首批硕士研究生导师。1990年被国家人事部、国家卫生部、国家中医药管理局确认为全国老中医药专家学术经验继承工作指导老师；享受国务院特殊津贴。2009年被评为首届国医大师。从事中医、壮医教学、医疗和科研50多年，临床上尤长于妇科疾病的治疗，崇尚肝肾之说，喜用花类之品。专著有《班秀文妇科医论医案选》《妇科奇难病论治》《壮乡医话》。

功能失调性子宫出血（简称功血）是女性常见的月经病，其暴崩者，易导致血竭气脱，病势危重，属妇科临床危急重症之一；若出血日久淋漓不断，也会导致气血俱虚。治疗上应立足"急则治其标，缓则治其本"的原则，暴崩之际，急当止血防脱；病情缓解则应辨证求因，审因论治，根据不同证型灵活应用治血之法，重视五脏之与月经的关系，协调诸脏气血，平衡阴阳，使月经恢复规律的周期，以固本善后。

一、辨证论治，随证治之

治疗本病遵循"急则治其标，缓则治其本"的原则，采用塞流、澄源、复旧三大治法。但对于错综复杂的崩漏重症，不可苛求一法一方，或一味药物即可达到止血或调经目的，应当审证求因，根据地理、气候、个体差异及病因、病机的不同，局部辨证与全身症状、辨证与辨病相结合，随证随经，因其病而药之，庶不致误。

（一）血热崩漏

出血量多，血色深红或紫红，质稠或黏，伴口干喜冷饮，便结溺黄，舌红苔黄，脉滑数有力。治疗原则实热以清热凉血为主，着重泻心肝之火，虚热以滋阴凉血为主，着重养肝肾之阴。实热方用芩连四物汤，虚热方用两地汤配二至丸加茺蔚子、鸡血藤。若七情过极，五志化火，心烦易躁，胸胁苦满，夜难入寐，阴道出血量多少不一，淋漓难净者，则常用丹栀逍遥散去白术，加淮山药、麦冬、白茅根、荷叶、女贞子、旱莲草之类治之。

（二）气虚崩漏

气为血之帅，血为气之母。气能摄血，然气源于脾而出于肺，故治疗气虚而血液妄行成崩者多从脾论治。临床根据脾气虚常兼痰湿、湿滞、阴虚、阳损的不同，除用参、芪、升、柴等益气升阳外，尚结合具体病证灵活选方用药。如脾虚气陷，统摄无权，血走而崩者，治则为益气温阳、摄血止血，方可选用举元煎或补中益气汤加海螵蛸、益母草、仙鹤草、阿胶之类。如为脾肾阴虚之老妇血崩，出血量多、色红，伴纳呆、便结者，治则为急则治其标，滋阴止血，合培补脾肾，方用八仙长寿饮化裁。由于脾为气之源，肾为气之根，故补脾还须固肾，应在补气统血和益气升阳的基础上加用温肾固涩药，如鹿角霜、桑螵蛸、覆盆子、金樱子等。

（三）血瘀崩漏

阴道流血量多少不一，色紫红或黑，夹块，少腹胀痛，痛甚于胀，按之不减，舌质紫暗，脉沉弦或沉涩。常用方为桃红四物汤合失笑散。如气滞者加延胡索、川楝子，气虚者加北芪益气化瘀，寒凝加桂枝、吴茱萸。对夙有癥瘕者，在活血化瘀的基础上加夏枯草、猫爪草、浙贝母、白芥子、海浮石以软坚化瘀，或加柴胡、素馨花、玫瑰花导滞行气，或加浙贝、玄参、生牡蛎滋阴软坚消瘕，血止后继用桂枝茯苓丸、当归芍药散或少腹逐瘀汤等辛开温化，徐图缓攻，或攻补兼施，从本论治。

（四）阴虚崩漏

阴道流血量少，色鲜红，质正常或夹小块，或淋漓不绝，口干不欲饮，大便干结，夜难入寐，舌红少苔，脉细数无力。治疗原则为滋阴清热、凉血止血。治疗重点是养肝肾之阴，在滋阴补血的前提下，酌加清热之品，使水旺阴足，阴能潜阳，其血自止。常用方为归芍地黄汤或二地汤合二至丸、炒山楂、益母草、蒲黄炭等，对脾胃运化能力较差者，宜从润肺养阴或培土生金入手，补其上源，常用方有八仙长寿饮、百合固金汤等。

（五）阳虚崩漏

骤然下血甚多或淋漓不断，血色淡红或紫黑夹块，腰酸足软，头晕神疲，气短自汗，舌质淡嫩，苔薄白或滑，脉沉细弱。治则以温阳固脱为要。临床宜选用甘润温养之品，常用药有艾叶、肉桂、巴戟天、锁阳、仙茅、仙灵脾、菟丝子、川杜仲等，注意与当归、白芍、熟地、黄精等阴药配伍，补阳配阴。常用方如右归丸、缩泉丸加减以温肾固涩。如肾阳虚弱，下元寒冷，漏下不止，腰痛，小腹冷痛，小便清长，舌淡脉迟者，治宜温肾扶阳、摄血止漏，常用附子汤加鹿角霜、桑螵蛸、赤石脂、伏龙肝、煅龙骨、煅牡蛎，或参附汤加黄芪、覆盆子、金樱子温阳益气。

（六）湿瘀崩漏

阴道流血，量少质黏，或夹带而下，带多黄臭，少腹隐痛，或头晕，纳差，便溏，舌质红，苔白黄厚腻，脉细数。西医检查多伴有慢性宫颈炎、附件炎、盆腔炎等。治疗原则为清热利湿、化瘀止血，常用方为当归芍药散合四妙散加仙鹤草、紫草、败酱草、炒山楂、大小蓟、海螵蛸、茜根等。腹痛明显者，加延胡索、川楝子疏肝清热、行气止痛。

（七）冲任不足崩漏

二七之年的少女，肾气初盛，发育未全，常出现阴道出血淋漓不净，但无自觉症状，其病机为肾气未充，冲任不足，因起病轻微，尚未影响到其他脏腑和功能，在治则上要以补肾为主，平衡阴阳，兼以养肝，以促进少女冲、任二脉发育健全。常用方为五子衍宗丸。

妇女年届七七，肾气衰退，天癸欲绝，冲任功能紊乱，常出现偏于阳虚或偏于阴虚，或虚瘀夹杂病机。偏于阴虚者，症见阴道流血，血色鲜红，伴头晕耳鸣，烦热盗汗，难寐多梦，腰酸足软，舌边尖红，苔少或无苔，脉细数无力，治宜滋肾养阴、益精止血，可用左归丸合二至丸；偏于阳虚者，症见出血量或多或少，淋漓不绝，色淡，面色晦暗，精神萎靡，畏寒肢冷，小便清长，大便溏薄，舌淡嫩，脉沉细弱，治宜补肾扶阳、温经摄血，可用右归丸。

二、调经治血，重视五脏

血是月经的主要成分，月经的病变即为血的病变。因此，调经必须治血。崩漏者暴崩而下，或漏下不止，需辨清病性之寒、热、虚、实及病情的轻重缓急，对证用药。如属气虚不摄血者，宜用归脾汤或补中益气汤；量多如山崩，病势危急，当取独参汤单味直入，以益气固脱；

属伏火内动，血热之变者，治之当以清热止崩法，常用四生丸（汤），酌加丹皮、藕节、大蓟、小蓟等清热凉血化瘀之品；属血瘀之患者，出血量或多或少，下腹胀痛剧烈者，块出痛减，血出之时以逐瘀止血汤为主方，加以止血化瘀之三七、炒山楂、仙鹤草等，达到"化瘀之中有止血"的目的；血止之后，在化瘀消癥的基础上加以补肾健脾。

五脏与妇科病的关系密切，但妇女疾病多为气血亏虚、脏腑功能失调，属内伤范畴，而肝、脾、肾三脏在血的生成与运行中关系最为密切。妇女月经病变，凡属虚证者，均与肾有直接关系，滋肾阴、益肾气为调经的主要治则。如为发育未全，肾气未充之崩漏，用五子衍宗丸加益母草、旱莲草、淮山药之类治之。肝为女子先天，肝气郁结，气机不畅，气血失调，必会导致月经改变，甚则崩中漏下，应以疏肝为主，以治肝用，常用逍遥散或柴胡疏肝散加减治之，并酌加合欢花、素馨花、佛手花等疏肝理气之品。血虚，肝肾不足，月经紊乱，以养血调经汤加减治疗。脾胃为气血生化之源，主统血。脾气虚弱，运化失常，统摄无力，常常出现月经改变。若脾虚气陷，统摄无权，则可出现暴崩如注，漏下不止，治宜用补中益气汤加阿胶、仙鹤草、血余炭等补气摄血。肝、脾、肾之间有密切的关系，在生理上互相依赖，病理上互相影响，治疗上互相促进。临床上要注意从整体全面分析，以本为主，标本兼治。

◐ 附：秘验方介绍

养血调经汤

【组成】鸡血藤20g　丹参15g　当归10g　川芎6g　白芍10g　熟地15g　续断10g　益母草10g　炙甘草6g

【功效】补肝肾，养血调经。

【主治】用于肝肾不足、血虚所致的月经病证。

【用法】水煎服，每日1剂。

【方解】本方由《医学心悟》之益母胜金丹化裁而来。益母胜金丹为肝脾肾并治之方，但偏于补益肝脾。基于肾藏精，精源于肾，肝藏血，精血互化，肝肾同源的理论，并受唐宗海"血证之补法……当补脾者十之三四，当补肾者十之五六"思想的启迪，用鸡血藤补血活血，"丹参一味，功同四物"，活血化瘀之力较为平稳，为虚而瘀者之良药；当归、川芎、白芍、熟地补益肝肾、养血调经；续断补肝肾，行血脉；益母草能化瘀止血；炙甘草补脾益气，调和诸药，诸药合用，有补肝肾、益阴血、调月经之功效。

【加减】肾虚为主者，加桑寄生、杜仲，加强补肾之功；阴虚内热者，去川芎之辛温香燥，熟地改为生地，加地骨皮、知母；阴道出血量多者，去川芎之辛香行散，加用仙鹤草、血余炭等收敛止血。

【点评】在治疗妇科诸病时尤要重视肝、脾、肾三脏的作用，本方即依据"精血同源"之说，调补肝肾，养血调经，临证每获良效。

【验案】王某，女，12岁。1973年2月9日初诊。

去年月经初潮，每次经行量多，色红，每次均用止血药，打止血针始止。现为第6次经行，已阴道流血15天仍未干净，开始3天量多，色淡红，以后量少，但每天仍淋漓不净，自觉无特殊不适，饮食睡眠尚可，大小便正常。脉沉细数，苔薄白，舌尖红，面色苍白。诊断：崩漏。辨证：肾气未充，冲任未全。治则：滋阴补肾、调养冲任。处方：何首乌18g，旱莲草15g，熟地12g，白芍9g，菟丝子9g，五味子5g，川续断9g，女贞子9g，淮山药15g，茯苓12g，益母草9g，香附5g，柴胡2g，甘草5g。每日水煎服1剂，连服10剂。

二诊：1973年5月3日。方共服9剂，服第3剂之后，阴道出血即止。于3月26日月经来潮，周期已对，色量一般，持续3天干净。现逾期1周，月经仍未来潮。脉细数（90次/分钟），苔薄白，舌边尖红。拟补经水之源以行之。处方：黄精18g，菟丝子9g，枸杞子9g，熟地12g，女贞子9g，覆盆子9g，淮山药15g，党参15g，柴胡5g，甘草3g。每日水煎服1剂，连服3剂。

三诊：1973年5月15日。上方服后，经水来潮，量多，色红，持续

5天干净。除少腹轻微疼痛外，余无不适。脉细缓，苔薄白，舌尖红，仍宗调养冲任之法治之。处方：归身6g，川芎5g，白芍9g，熟地12g，艾叶5g，阿胶9g（烊化），党参15g，益母草9g，旱莲草15g，荆芥5g，甘草5g。每日水煎服1剂，连服5剂。

四诊：1973年5月25日，现无任何症状，脉象平和。予"未病先防"，巩固疗效。嘱每月煎服6剂，观察半年，经行正常。

（衣尚国　整理）

论功能失调性子宫出血的证治

何子淮

何子淮（1920—1997），男，汉族，浙江杭州人。曾任浙江省杭州市中医院中医妇科主任医师、主任，中华全国中药学会妇科分会常务理事兼华东片副主任，杭州市政协委员。1993年被评为浙江省名老中医。首批全国老中医药专家学术经验继承工作指导老师。从医50余年，重视整体观念，突出脏腑经络辨证，并以调整奇经作为调治妇科病的重要手段。特别是对崩漏有独到的见解和疗法。临床疗效颇为显著。发表有"调冲十法""崩漏证治"等30余篇医学论文，著有《何子淮女科经验集》。

功能失调性子宫出血是现代医学的病名，是指由于卵巢功能失调而引起的子宫出血，简称"功血"，相当于中医学中崩漏病证。常表现为月经周期失去正常规律，经量过多，经期延长，甚至不规则阴道流血等。

一、血热堤决，清凉直折

崩漏多由肝阳不潜、木火内扰、冲激于下，血海弗摄。如满壶之水，沸而流溢。临证多见月经先期、量多如崩、色鲜质稠且伴见口干欲饮、便秘舌赤、烦躁易怒、脉弦数或洪等症。证属热实、病势急猛，故宜速战速决，清凉直折，宁静血海。常用药物有桑叶、荷叶、旱莲草、焦山栀、生白芍、生地炭、血见愁、紫草、仙鹤草等。桑叶乃血热妄行崩漏病之要药。本品性味甘寒，甘能益血，寒能凉血，甘寒相合，故下气而益阴。无论崩中、漏下，视出血量多少，桑叶可用到30g。荷叶色青入肝，上清肝热，下清湿热，其叶凉血热，荷叶络则化瘀通络，故既清透血中之热，又能散瘀血，保精生津，二叶合用，更增清肝凉血之功。焦山栀入心、肝、胃经，清解血中之烦热，清心泻火而凉血止血。用量常达20g而无寒凉碍胃之弊；紫草凉血清肝，能清理血分之热，治理脏腑之热结，用于血热型崩漏，无论塞流或澄源，均有明显的调节止血作用。槐木炭清肝与大肠二经之热，凉血止血；配伍旱莲草、生地炭滋阴凉血而止血，一取肾药治肝，以达滋阴退阳之功；二取血去阴伤，润燥而无滋腻之弊；用生白芍15g，既清血中之热，又敛阴清肺；对血热炽盛、迫血妄行、营阴大伤、正气欲脱之证，配伍太子参、生黄芪益气清肝、宁静血海，以固冲任，实为扶正祛邪并举之策。全方补阴而无浮动之虞，止血而无寒凉之苦，潜移默化而使子宫清凉而血海自固。临证也见有患者漏下，血色鲜红色稠，伴有虚烦、潮热、颧红、咽干、舌质红绛、脉细数等症，均因阴虚内热、灼伤脉络，冲任失固，故其病程较长，病势较慢。此火为虚火，宜滋宜柔，以甘寒柔润降火之法。在生地、地骨皮、旱莲草、麦冬、白芍、阿胶、丹皮等药中加入咸寒之龟板、玄参炭滋养肾阴、固摄冲任。全方清补中无凉遏之嫌，止血中无留瘀之弊，标本兼顾，使虚热清、血行归经而血止。尚用荷叶烘干存性研末灌胶囊治疗本证，不失为一味简、廉、验之药。临证用之，常得心应手，药到漏止。

二、中虚气陷，峻补固脱

气虚而致出血，多为脾虚。脾气虚弱，统摄无权则脉损而血溢，如破壶之水，随漏而下。多见本病出血日久，血色黯淡不鲜，质稀而散漫流溢，兼见便溏、神倦、面色少华脉虚细、苔薄白舌边齿痕等症。当益气升陷、固守冲任。常用药物有党参、黄芪、白术、芍药、鹿衔草、淮山药、升麻炭、炮姜、松节炭、诃子炭、肉豆蔻、石榴皮、乌贼骨、乌梅炭等。重用参、芪、术补益中气，使脾气健则统摄有权，血引归经，加入升麻炭，升阳举陷，使气足以摄血。诃子炭、松节炭益气温脾、收涩止血，是脾虚崩漏止血的佳药，鹿衔草补气益肾而止血，石榴皮涩肠止血，乌梅炭收敛生津，对久漏病人，疗效尤显。严重之气虚下陷，可致血量如涌之暴崩，瞬息之间，气随血散，每可见虚脱征象。此时若执补血止血之法，阴或可挽而阳脱难复，变生顷刻，唯宜速回其阳。故除用独参汤益气固脱，更须用附子炭、炮姜回阳固脱，附子温运脾阳，固阳则阴自安于内守，即堤防既固，水流自无泛滥之虞；配伍生地炭、阿胶纯静救阴，不致有刚燥动血之弊。方专力宏，使无形之气得以急固，而崩势得缓。益气摄血药中大多性味甘温，不宜妄用寒凉，以伐正气，也不宜过用温燥，以损真阴。故常在益气摄血药中加入补骨脂、菟丝子、阿胶等药补肾填精养阳，引火归源；补骨脂温肾助阳，壮火益土而止血，对脾阳虚之崩漏用之，常能得事半功倍之效。

🌀 三、胞络瘀滞，散瘀畅流

本型虽有寒凝、气滞等因素导致血行瘀滞、离经外溢而致崩漏。但目前临床多见还是因流产过多或产后经期撞红等造成胞络瘀滞、郁而化热。犹如河道阻塞，其出必溢。临证除具有腹痛、经血多块外，妇科检查常可见盆腔炎症、子宫肌瘤等。故治疗当散瘀畅流、荡涤胞络。用药首选血竭配大黄，为祖传血竭化瘀汤之主药。血竭散瘀定痛，止血生肌；大黄清热化瘀，炒用或炭用，可减少其快利之性而发挥其止血之功。且肺与大肠相表里，清肠能使气火下降，达到宁络止血的作用，二药配伍，一攻一下，功专力猛，确有推陈出新、引血归经之功效。还可配伍赤白芍、大小蓟、荷叶炭、失笑散、丹皮、参三七、七叶一枝花、茜草根炭、乌贼骨、焦山栀、炮姜等药。尤以七叶一枝花入肝凉血化瘀、解下焦郁热力强。上述诸药皆属寒凉，清热化瘀，反佐以炮姜温中止血，一温一寒，相反相成，更能助全方止血而不留瘀，使血热能清，瘀血得行而出血自止。临证亦见有月经后期，量多有块、腹痛、面色青暗、晦滞、舌质紫黯、脉沉涩或弦紧等症属寒凝气血、血行瘀滞而外溢者，又当温经散瘀，引血归络。选用当归、白芍、附子炭、炮姜炭、赤芍炭、失笑散、赤石脂、人参、黄芪等药。对本病的治疗，虽以散瘀畅流为主，但常见患者病已缠绵日久，胞络亏损，故临证当审辨虚实夹杂，不可孟浪从事，犯虚虚实实之戒。当考虑瘀积的轻重和体质的强弱，如体质虚弱而又积瘀者，当顾及其本。否则瘀虽去而正已伤，应用扶正化瘀法。

四、气阴两伤，清补复旧

崩漏的治疗中，清、补、攻三法是急则治其标的塞流之法，但治愈本病的关键还在澄源和复旧。否则造成屡崩、久漏、气血衰竭、脏腑内损、诸证蜂起。崩漏虽病因不同，但均失血耗气，故崩漏患者均有不同程度的气阴两伤，治当补益气阴。结合三型病理，分别配伍养阴清肝、补益心脾、扶正化瘀药物澄清病源，终以补肾调冲任以复其旧。阳潜火下，出血乃止，新血自生。然崩漏方止，防炉烟难熄，灰中有火，采凉血养阴法。故常用甘苦微寒养阴清肝之剂，药如生地、白芍、玄参、龟板、藕节等质静沉降之品，以制阳气之亢、血中之热、持之以恒，渐得阴平阳秘、冲任得固。补益气血，尤以补养心脾肾为主。使脾胃气充，心血得养，肾精充足，统摄有权，血自归经。常用四君合龙眼肉、黄精、何首乌、淮小麦、菟丝子、杜仲等药调养，使阳生阴长、冲任得养。扶正化瘀要顾及胞络亏损，故常用生熟地、枸杞子、川续断、杜仲等补养肾精，七叶一枝花、半枝莲、皂角刺、失笑散等视瘀阻深浅、寒温不同而分别治之。

附：秘验方介绍

血竭化瘀汤

【组成】血竭5g　制军炭10g　七叶一枝花10g　大小蓟各10g　参三七10g血余炭10g　白芍10g　失笑散10g　当归炭20g

【功效】活血化瘀、荡涤胞络。

【主治】经血非时而下，时下时止，或淋漓不净，色紫黑有块；或有小腹疼痛。舌质紫黯，苔薄白，脉涩或细弦。

【用法】水煎服，每日1剂。连服3个月。

【方解】血竭散瘀定痛、止血生肌；制军炭清热化瘀，炒用或炭用，可减少其快利之性而发挥其止血之功，且肺与大肠相表里，清肠能使气火下降，达到宁络止血的作用；七叶一枝花入肝凉血化瘀、解下焦郁热力强；白芍滋阴养血；当归炭血行归经；大小蓟、失笑散、参三七、血余炭共起活血、化瘀、止血之效。

【加减】一般不作加减，坚持服用全方。如见有月经后期，量多有块、腹痛、面色青暗、晦滞、舌质紫黯、脉沉涩或弦紧等症属寒凝气血、血行瘀滞而外溢者，又当温经散癖，引血归络。选用附子炭、炮姜炭、赤芍炭、赤石脂、人参、黄芪等药。

【点评】血瘀型崩漏治重在清源遏流，不盲目以炭药止血，更是散瘀畅流，使宿瘀尽去，本方在临床上以活血止血、调经定痛见长。

【验案】蓝某，女，39岁。2003年3月14日初诊。

患者初潮17岁，2002年始月经过多，当时诊断为无排卵型功血。2002年9月和12月因大出血两次送某医院住院治疗，诊刮："子宫内膜腺体增生过长。"本月初始经漏不止，血色黯红，近来少腹疼痛阵作，痛则血下，成片作块，块下作痛。曾用中西药物治疗，一时之效，停药后仍血漏，经期拖延十余日乃至半月以上，有时净后又带下夹红。本次经行3天，量多紫黯有块，下腹按痛；舌边瘀紫，脉弦涩。证属瘀热蕴滞胞络，治宜活血化瘀、荡涤胞络。方以自拟血竭化瘀汤加减：血竭5g，大黄炭10g，延胡索10g，血余炭10g，赤芍10g，白芍10g，失笑散10g，丹参15g，当归炭20g，藕节30g。7剂。

二诊：服药后瘀血块下更多，腹痛减缓，再以化瘀生新。更以血竭10g，大黄炭更以10g，小蓟10g，地榆10g，当归炭15g，炒白芍15g，仙鹤草30g，藕节30g，炙甘草6g。

三诊：服药后块下稍减，痛减，经漏渐净。现块下痛除，瘀阻已去。继以养血调冲药，用炒白术15g，炒当归15g，补骨脂15g，炒白芍12g，狗脊12g，党参12g，炙黄芪10g，怀山药20g，续断20g，炙甘草6g。7剂后而安。

（安艳红　整理）

辨证论治漏经类月经失调

刘奉五

刘奉五（1911—1977），汉族，北京人。现代著名中医妇科专家，早年受业于名师韩一斋。曾任教于北平国医学院，讲授妇科学，并主编健康知识小报，从事中医妇科临床40余年，曾任北京中医医院妇科副主任。晚年任教于北京市中医进修学校（北京中医药学院）、北京市第二医学院中医系，生前著作有《刘奉五妇科经验》，全书约22万字，包括医话类、医案类、经验方药类等，并荣获1978年全国科技大会奖。

崩漏属妇科急症范畴，临床习惯将月经先期、频至、量多、崩漏者归为漏经类月经失调。兹总结整理治疗漏经类月经失调辨证分型经验，供同道参考。

一、热入血室者清热凉血，养阴止血

症见骤然多量下血或淋漓日久不愈，血色深红或夹有瘀块，经来前错，烦热口渴，头晕不寐，舌红而干或苔黄腻，脉弦滑而数。多因过食辛辣燥热之品，或心火素旺，血热过盛，迫血妄行而致崩漏下血。治宜清热凉血、养阴止血。方用两地汤（大生地、黑玄参、杭白芍、地骨皮、麦冬、阿胶块）。如热重可加四黄汤（黄连、黄芩、黄柏、栀子）；如血热兼有虚象，可重用生山药30～60g，石莲10～15g，此二味既能固冲任又能清热，如血热妄行，下血不止，可加莲房、藕节、生地、金银花、蒲黄、贯仲等炒炭。

血热型中兼夹有瘀血者，可见腹痛，月经不畅，有血块。化瘀可加益母草6～10g，泽兰6～10g，可使瘀血化、月经通，而不用桃仁、红花、三棱、莪术之类，以防化瘀太过，血流不止。

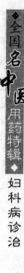
二、肝郁火旺者疏肝解郁，清热止血

症见下血量多，色紫黑或夹有瘀块或有腥味，胸胁胀满，郁闷不舒，心烦急躁，头晕目眩，口干思冷饮，身热尿赤或大便干燥，舌赤苔黄，脉弦数或沉弦。系肝郁不舒，恚怒伤肝，肝阳旺盛，肝郁化火，血中热重，郁热随气下迫冲任，肝不藏血，血不循经而致崩漏下血。治宜疏肝解郁、清热止血。方用丹栀逍遥散加生山药、石莲、生地。

三、脾虚失固者补气养血，引血归原

症见下血淋漓不断或骤然下血量多，经来前错，气短不续，劳倦无力，纳谷不馨，大便溏薄，舌质淡苔白，脉沉细弱。此属脾虚不能统血，血不归经。治宜补气养血，引血归原。方用归脾汤加阿胶块、熟地养血；煅牡蛎、乌贼骨固冲以治其本。

四、肾虚失藏者补肾育阴，佐以固涩

症见下血量多，色殷红，腰酸痛，腿软无力，头晕耳鸣，五心烦热，口干咽燥，夜寐不安，舌质红少苔，脉细数而弱。此乃肾阴亏损。治宜补肾育阴，佐以固涩。方用益肾固本汤（桑寄生、川续断、杜仲炭、菟丝子、熟地黄、阿胶块、生山药、艾叶炭、生龙牡、生龟板）加乌贼骨、石莲。

五、气虚下陷者补中益气，调冲止血

症见下血日久不止，色鲜红，精神疲惫，气短懒言，自汗不止，纳谷不馨，心悸眩晕，面色苍白，舌质淡苔白，脉细缓无力。此属正气虚弱，中气不足。治宜补中益气，调冲止血。方用补中益气汤加侧柏炭、地榆炭、阿胶块、三七粉（冲服）。若自汗加生龙牡；若见虚脱之危证急予独参汤大补元气，以无形之气，生有形之血。

临床治疗漏经类月经失调当以止血为主，急治其标。如热型漏经可在相应方药的基础上重用苦寒药，如丹皮炭、银花炭、栀子炭、黄芩炭；如虚型漏经类可酌情使用黄芪五炭汤（生黄芪、升麻炭、侧柏炭、地榆炭、棕榈炭、黄芩炭）加凉血止血之剂，如生地、阿胶块等。

养阴止血最好用阿胶块，健脾补肾良药是生山药、石莲，固摄冲任、调经止血用乌贼骨、生龟板、生龙牡等效佳。因此，治疗漏经类月经失调（月经先期、月经频至、崩漏）多首选生山药（30～60g）、石莲（10～15g）、阿胶块（12～15g）、乌贼骨（12～15g）、生龟板（12～15g）、白术（10g）、生龙牡（各25～30g）等。临床辨证用药，补虚不要太过，清热不要太寒，化瘀不要太甚。以防补之太过则助其热，清热太寒以防阳气受伤而导致气虚下陷、化瘀太甚则防新血随之而下。既能抓住病机，守法守方，又能药随证转，机动灵活，治法方药稳妥，故能应手奏效。

◑ 附：秘验方介绍

安冲调经汤

【组成】 山药25g　白术15g　炙甘草10g　石莲15g　川续断15g　熟地20g　椿根白皮15g　生牡蛎50g　乌贼骨20g

【功效】 平补脾肾、调经固冲。

【主治】 脾肾不足，夹有虚热所致的月经先期、月经频至或轻度子宫出血。

【服法】 每日1剂，水煎两次，取汁200ml，早晚分服，连续用药6个月为1个疗程。

【方解】 本方主要由补脾、补肾、清热固涩3个药组而组成。其中山药、白术、炙甘草补脾；川续断、熟地补肾；石莲、椿根白皮性寒凉血止血又有固涩之效。在固涩药中重用牡蛎，既能育阴清热而又能收涩止血，若血量较多则用煅牡蛎，血量少或无血时则用生牡蛎。本方平补脾肾，脾气充则能统血，肾气足则能闭藏，清热收涩，清补兼施，标本兼顾，气血调和而经水自安，所以定名为安冲调经汤。

【加减】 气虚下陷加黄芪、人参，胸胁胀痛加川楝子、郁金，经血不止加益母草。

【点评】 月经先期、月经频至或轻度子宫出血均有虚实之分。对于虚证一般多用参、芪补脾；桂、附、鹿茸、鹿角补肾，这些仅适用于纯虚类。临床总结很多病例属于虚中夹实。特别是女孩月经初潮之际，脾肾不足，而阳气初升，虚象之中往往夹有热象，表现为脉细，面色萎黄，疲乏倦怠，四肢无力，而月经色黑有块。若妄用参、芪、桂、附之属，则热益内炽，月经更加提前，血量反而增多，若见有热而过于温补，又不能苦寒直折的矛盾情况下，摸索出平补脾肾、调经固冲的经验方药。

【验案】 史某，41岁。初诊日期：1975年6月6日。

主诉：月经先后不定期，行经日久约一年余。现病史：以往月经正常，近1年来月经量多，色紫有血块，去年8月份大出血十余天，以后月经频至，甚至一月二至，量多行经日久（十余天）。今年1月份因阴道大出血而行刮宫术，病理诊断为"子宫内膜增殖症"。以后月经闭止两月后，阴道出血淋漓不止持续约十余天。曾用黄体酮治疗，月经来潮时则淋漓不止，色黑紫，量偏多，有小血块。近两年来性情烦急易怒，伴有胸胁胀满，纳差，腹胀，腰酸痛，大便干，2～3日一次。末次月经为4月22日，至今又闭经54天。舌质淡红，脉弦滑。西医诊断：功能失调性子宫出血。中医辨证：脾肾不足，血热肝旺。治法：健脾补肾、凉血疏肝。方药：山药25g，石莲15g，菟丝子15g，川续断15g，生熟地各15g，白芍20g，炒荆芥穗5g，柴胡10g，黄芩15g，丹皮15g，益母草10g。

1975年6月26日，上方服3剂后月经来潮，行经4天，色红，量中等。因胸胁胀疼明显，前方加川楝子15g，继服7剂。

1975年8月1日，药后按月行经两次（6月18日～22日，7月16日～19日）血量减少，行经4天。继服前方5剂。

1975年9月27日复诊，自6月19日至8月1日共服中药23剂，诸症消失，月经按时行经，血量减少，行经3～5天，正常行经已3次。停药观察，月经又规律来潮两次，周期稍有提前（23～25天），末次月经9月24日。

（金 影 整理）

功能失调性子宫出血的分证论治

刘云鹏

刘云鹏（1910— ），主任医师，首批全国老中医药专家学术经验继承工作指导老师，享受国务院特殊津贴。主持的科研课题《固胎合剂防治滑胎的临床与药理研究》获湖北省卫生厅科技进步奖。出版《妇科治验》《中医临床家刘云鹏》学术著作2部。刘老行医80年，对妇科崩漏、闭经等疾病有独到的见解和诊治经验，此外对"癥瘕"类疾病的治疗亦有独到之处。

妇女不在行经期间，阴道突然大量出血，或淋漓下血不断者，称为功能失调性子宫出血。中医称之为"崩漏"，其中出血量多，来势急者称为崩；淋漓下血，血量少，来势缓者称漏。崩与漏常在疾病的发展过程中相互转化，如崩久气血耗伤，可变为漏；而久漏不止，病势渐进，亦可成崩。崩漏病机无外虚实两端，无论虚实，其病理转归，必见冲任损伤。故临床治疗时，应以实者"泻"之，虚者"补"之为其大法，遵循塞流、澄原、复旧三大原则，恢复脏腑功能能，使冲任血脉充盈通畅，统摄有度，必能建立正常月经周期。

🌀 一、脾虚者益气健脾为主

（一）气虚失摄

症见月经周期异常，阴道不规则流血，下血量多，色淡或鲜红，小腹或前阴下坠，脉虚大无力，舌淡或边有齿痕。本类患者多为崩漏日久，气虚下陷，血失统摄而致。治疗当益气摄血为其大法。代表方剂首推补中益气汤。常用药物：柴胡、白术、党参、升麻、黄芪、当归、陈皮、甘草。随症加减：若腹痛绵绵，酌加芍药，甘草加量以养血和营止痛；阴道流血量多者，酌加赤石脂、煅牡蛎以固涩冲任；腹痛畏寒，酌加艾叶炭、姜炭以温经止血止痛；腰痛者，酌加续断、杜仲、枸杞子以补肾强腰。

（二）气随血脱

临床多见于阴道流血日久者，症见两目昏黑，甚至阴道下血如注，昏倒在地不省人事，脉微欲绝。此类患者多因崩漏日久，气血大亏，脾虚不能摄血，肾虚不能固摄，致使气随血脱。治疗应急投益气固脱、补摄冲任之剂。临床多选固本止崩汤为代表方剂。常用药物：当归、黄芪、白术、熟地、党参、姜炭。随症加减：心慌气短、肢冷汗出者，酌加人参以益气固脱。

（三）心脾血虚

症见阴道流血或多或少，伴有心悸失眠，或有头晕乏力，面色不华，或见便溏，舌淡苔薄，脉细或大而无力。此证属脾虚不能统血，血不养心之证，治宜益气摄血、补血养心。选用归脾汤治疗。药物：远志、党参、龙眼肉、茯苓、当归、黄芪、酸枣仁、木香、甘草、白术。随症加减：失血过多、面色萎黄者，酌加熟地、地黄炭、阿胶以补血止血；热象明显者，酌加炒栀子、丹皮以清热泻火。

（四）脾虚阴伤

根据多年临床经验，总结出此证型，临床症见：阴道下血量多，色红，口干不欲饮，无腹痛，脉虚数或沉软，舌苔黄。本证多因脾虚日久，摄纳无权，损伤阴精，治宜健脾坚阴。临床自拟加减黄土汤治疗。药物：地黄炭、白术、姜炭、赤石脂、黄芩、甘草、白芍、阿胶。随症加减：舌苔黄厚、热甚者，酌加黄柏以清虚热；下血量多或心悸者，酌加棕榈炭、煅龙骨、煅牡蛎以收敛止血；见五心烦热者，酌加女贞子、旱莲草以滋肾养阴；腰痛者，酌加杜仲、续断以补肾强腰；气虚者，酌加党参以大补元气。

二、肝肾不足者养血补肝肾

（一）血虚失固

症见阴道下血或多或少，色淡，小腹或腰隐痛。脉虚细或弦软。本证多因血虚而致冲任失固。虚者补之，治宜补气血之不足，益冲任之虚损，以养血固冲为大法。主用胶艾汤。药物：当归、白芍、川芎、熟地、阿胶、艾叶、甘草。随症加减：热甚者，酌加黄芩以清热；腰痛者，酌加续断、桑寄生、杜仲以调补肝肾；腹痛甚者，白芍、甘草加量重用以缓急止痛；血量多者，酌加贯众、仙鹤草、地榆炭以收敛止血；气虚者，酌加党参、黄芪以补气生血。

（二）肝肾虚损

症见经血非时而下，量多或少，色或淡或鲜红，或见头晕耳鸣、腰酸膝软，或见手足不温，易麻木。舌红，苔薄，脉沉细无力。此类患者多因肾气不足，太冲脉虚，故而天癸不能如期而至，发为崩漏。治宜调补肝肾为其大法，多用调补肝肾方治疗。药物：熟地、地黄炭、白芍、枸杞子、酸枣仁。随症加减：心悸失眠者，酌加酸枣仁以养血宁心；热甚者，酌加黄连、地榆炭、炒贯众等凉血止血；腰痛甚者，酌加续断、杜仲、桑寄生以补益肾气。

三、热迫血行者清热分虚实

（一）血热妄行

症见阴道下血量多，色红，大便干结，小便短黄，口干喜饮，舌红，苔黄，脉洪数。此证实热为之，治宜清热和营，以芩连四物汤治疗。药物：黄连、黄芩、生地、白芍、川芎、当归。随症加减：热甚者，酌加黄柏、栀子、丹皮以清热泻火；大便干结者，酌加酒大黄以泻火通便。

（二）热邪伤阴

症见阴道下血量多，色红质稠，口干，五心烦热，脉沉细数，舌红少津。此证多为热入血分，损伤营阴。治宜养阴清热。以清经汤为主方治疗。药物：炒青蒿、地骨皮、丹皮、芍药、茯苓、黄柏、生地。随症加减：胁痛者，去青蒿加柴胡以疏肝解郁；热甚者，酌加栀子以清热泻火；脾虚者，酌加白术、甘草以健脾益气。

四、瘀血为患者活用祛瘀法

（一）瘀血阻滞

症见崩漏日久，小腹疼痛或痛甚拒按，阴道下血有块，血下痛减，舌边有瘀点，脉涩不畅。此证多为瘀血阻滞，心血不得归经而致，治宜活血化瘀止血。自拟活血化瘀方治疗。药物：桃仁、红花、川芎、赤芍、泽兰、莪术、卷柏、蒲黄、续断、炙甘草。随症加减：腹痛甚者，酌加五灵脂以祛瘀止痛；腹胀，酌加香附、枳壳以理气行滞；热甚者，酌加黄芩、炒栀子、丹皮以清热凉血；气虚者，酌加黄芪、党参以大补元气。

（二）新血不生

崩漏初期，阴道下血量多，腹痛，甚者拒按，平素经血有块，舌边有瘀点或瘀斑，脉涩滞不利。此证多为瘀血阻滞经络，旧血不去，新血不生。此多为崩漏初期，气尚未虚，治疗以清以攻为主，以去瘀生新。临床以益母生化汤化裁治疗。药物：当归、川芎、桃仁、甘草、姜炭、益母草。随症加减：腹刺痛者，酌加蒲黄、五灵脂以祛瘀止痛；腰痛，酌加乌药、牛膝以解腰腹疼痛；腹冷痛者，酌加良姜、香附以温中止痛；伴气血虚者，灵活运用四君子汤与四物汤补益气血。

五、气血不调者调气血固冲任

症见经血非时而下，阴道下血量少，淋漓不断，腰腹略胀略痛，或患者虽小腹不痛，但按之痛，舌淡，苔薄，脉沉弦。此证多为气血不调，冲任受损。治宜调和气血、止血固冲。选用黑蒲黄散加减治疗。药物：当归、香附、蒲黄炭、地黄炭、川芎、丹皮、棕榈炭、荆芥炭、血余炭、白芍、地榆炭、熟地、阿胶。随症加减：腹胀者，酌加香附以理气行滞。

张景岳认为："崩漏不止经乱之甚者也。"所谓乱之甚者，乃超出月经周期也，为难治。如经期血量过多或过少，如崩如漏，经期延长，但还在周期以内，亦属崩漏之范畴，为乱而不甚，尚易治。崩漏无论轻重，其治常以补虚、清热、祛瘀、止血为主。掌握崩漏规律，明辨病理特点，遵循塞流、澄源、复旧三大原则，调理卵巢功能，则冲任血脉充盈畅通，经血自然和顺调畅。

◯ 附：秘验方介绍

1. 活血化瘀方

【组成】蒲黄炭9g　赤芍9g　泽兰9g　川芎9g　桃仁9g　红花9g 莪术9g　卷柏9g　续断9g　炙甘草6g

【功效】活血化瘀。

【主治】血瘀崩漏，阴道出血或多或少，或有血块，腹痛拒按，下血后腹痛减轻，脉沉弦，舌质暗，或有瘀点，舌苔薄。

【用法】水煎服，每日1剂。连服至月经正常后1个月。

【方解】本方是一首活血祛瘀、通因通用的方剂，用以治疗瘀血阻滞经络、血不循经的崩漏症，常遇正虚用益气摄血法无效者，采用本方往往有效。方中川芎、赤芍、桃仁、红花、泽兰、莪术等皆为活血化瘀之要药，续断治腰痛补肾而止血，蒲黄炭、卷柏活血化瘀而止血，炙甘草调和诸药，整个方剂以活血祛瘀为治，是一个治疗血瘀崩漏的验方。

【加减】根据伴症酌情加减。腹痛甚者，酌加五灵脂9g，或三七末（冲服）3g，以活血祛瘀止血。腹胀加香附12g，枳壳9g，以理气行滞；兼有热象者，加黄芩9g，炒栀子9g，丹皮9g，以清热凉血；兼有寒象者，加姜炭6g，艾叶炭9g，以温经散寒、通络止血；补血止血加阿胶12g，棕榈炭9g；气虚者，可加黄芪18g，党参12g，以益气摄血。

【点评】崩漏若见有腹痛者，必有瘀为患。因瘀阻滞而致冲任损伤，故治疗应以祛瘀为主。本方通因通用，主用活血化瘀药物，配以止血之品，使病因得去，冲任无碍，则经血可宁。

【验案】张某，女，43岁，已婚。初诊：1977年3月18日。

患者平素月经正常，2月8日行经，至2月15日干净，18日再潮，23日净，以后间断出血，至今未净，量多，色红，有血块。并伴小腹疼痛，拒按，腰痛。脉沉弦细数，108次/分。舌质红，舌苔淡黄，有瘀点。治法：证属血瘀崩漏。治宜活血化瘀。给予活血化瘀方加减：莪术9g，卷柏9g，川芎9g，赤芍9g，泽兰9g，桃仁9g，红花9g，续断9g，炙甘草6g，艾叶炭9g，蒲黄炭9g，五灵脂9g，棕榈炭9g。共3剂。

二诊：1977年3月21日。患者服上方后，腹痛减轻，阴道出血减少，经色仍红，自感怕冷，头昏眼花，心慌气短。脉沉弦细软，82次/分。舌质淡红，舌苔薄黄，舌边有齿印。治法：继续活血化瘀，再加甘温益气之味。守上方加：党参9g，姜炭6g。共3剂。

三诊：1977年3月25日。患者服药后，阴道出血基本干净，仅有时见少许血性分泌物，自感各种症状均明显减轻。脉弦细。舌质淡红，舌苔薄黄。治法：证属瘀血渐活、血虚未复。治宜补血、活血、止血。给予胶艾汤加减：川芎6g，当归9g，白芍9g，地黄9g，白术9g，甘草3g，艾叶炭9g，阿胶（兑）9g，姜炭6g，陈皮9g，荆芥炭9g。共3剂。

随访：1年后信访，患者称经以上治疗后，阴道出血完全干净，至今未再发病，月经正常。

2. 加减黄土汤

【组成】黄芩9g　白术9g　地黄炭9g　白芍12g　甘草3g　阿胶（兑）12g　姜炭6g　赤石脂30～60g

【功效】健脾坚阴、固涩冲任。

【主治】崩漏下血，量多色红，口干，纳差，四肢无力，脉虚数或沉软，舌质红而干或淡红，舌苔黄。

【用法】水煎服，每日1剂。连服至月经正常后1个月。

【方解】本方是一首治疗脾虚阴伤、崩漏下血的良方。方中黄芩苦寒坚阴，阿胶、地黄炭养血滋阴止血，白芍养血敛阴，姜炭、赤石脂涩血固冲任，白术、甘草健脾益气。全方养血敛阴、健脾摄血、固涩冲任，多用于老年血崩。

【加减】根据伴症酌情加减。畏寒腹痛者，加艾叶炭9g，以温经止血；下血量多，加棕榈炭9g，牡蛎18g，龙骨9g，以固涩冲任；舌红，脉细数或手脚心热，为阴虚，加女贞子15g，旱莲草15g，以滋阴清热止血；腰痛者，加杜仲9g，续断9g，以补肾止血；气虚者，加党参15g，以益气摄血。

【点评】刘老根据多年临床经验，提出了崩漏脾虚阴伤一证，并将张仲景《金匮要略》之黄土汤化裁，自拟加减黄土汤治疗。此类崩漏多发病于绝经前后，阴精渐亏，加之中焦脾胃之气亦弱，投此方去黄土汤辛温之品，增养阴之味，使脾气得健，阴血得复，则经血自止。

【验案】李某，女，35岁，未婚。

初诊：1977年7月27日。患者因崩漏月余，中西药治疗无效，而于1977年5月22日行诊断性刮宫，报告为"子宫内膜增殖症"。术后阴道出血停止，7月5日，正常行经1次，7月26日，月经又超前来潮，经来量特多，无血块，无腰腹痛感，口干不欲饮，二便正常。脉沉软数无力。舌质淡红，舌苔薄黄。本证属脾虚阴伤，冲任不固。治宜健脾坚阴、固涩冲任。给予黄土汤加减：黄芩9g，白术15g，白芍15g，熟地15g，甘草6g，阿胶（兑）12g，姜炭6g，黄柏9g，赤石脂30g。共3剂。女贞子糖浆两瓶，冲服。

二诊：1977年7月30日。患者服药后，阴道出血递减，现仅中午阴道有时出血少许，色红，余无不适之感。脉沉弦。舌质淡红，舌苔薄黄。守上方去黄柏，增入养阴止血药味：黄芩9g，白芍15g，白术15g，甘草6g，阿胶（兑）12g，地黄炭12g，姜炭6g，赤石脂30g，女贞子9g，旱莲草9g，血余炭9g，棕榈炭9g。共3剂。

三诊：1977年8月2日。患者服药后，有时阴道仍现少许血液，纳差。脉沉软，舌质淡红，舌苔薄。证属脾虚气弱、冲任不固，治宜健脾益气、固涩冲任。给予六君子汤加减：党参9g，白术9g，茯苓9g，炙甘草3g，半夏9g，陈皮9g，砂仁6g，姜炭6g，女贞子9g，旱莲草9g，赤石脂30g。共3剂。

随访：患者诉服上方1剂，阴道出血即止，仍继续将药服完，后于

8月19日月经来潮，周期为24天，经量较前大减，行经4天，以后月经正常。

3. 调补肝肾方

【组成】 熟地30g　地黄炭9g　白芍15g　枸杞子30g　酸枣仁15g

【功效】 调补肝肾、止血固冲。

【主治】 崩漏下血，腰痛，头昏，耳鸣，失眠。脉沉细或虚弱，舌质红少津，舌苔薄。

【用法】 水煎服，每日1剂。连服至月经正常后3个周期。

【方解】 本方是一首调补肝肾、养血固冲的方剂。方中熟地、地黄炭养血补肾，白芍、枸杞子养血柔肝，酸枣仁补肝宁心安神，全方补肝肾，固冲任，适用于肝肾阴虚、冲任不固的崩漏下血症。

【加减】 根据伴症酌情加减。脉数，舌质红，舌苔薄，热盛者，加黄连3g，地榆炭9g，炒贯众15g，以清热止血；五心烦热者，加女贞子15g，旱莲草15g，以养阴清热止血。腰痛甚者，加续断9g，桑寄生15g，山茱萸9g，以补肾止痛止血；崩漏下血量多，加赤石脂30~60g，牡蛎30g，以固涩冲任；兼血瘀腹痛者，加茜草9g，炒蒲黄9g，以活血止血；心慌气短者，加党参15g，黄芪18g，以益气摄血。

【点评】 肾虚并肝气郁结类崩漏患者，多因肝肾虚损，冲任不固，反复出血。若单纯养血不能达治本之效。以补肾养肝之品调养肝肾阴血，使虚损之阴血自可充盈，则冲任统摄有权，经血自调。

【验案】 谢某，女，18岁，未婚。

初诊：1976年2月27日。患者4月27日月经来潮，淋漓不断，经某医院治疗，5月19日身净，5天后阴道又出血，在我院治疗后血止。6月19日再次出血，经量转多，色红有块，头昏腰痛，肢软无力，心烦，睡眠不安，口干，喜冷饮。脉数，舌质红，舌苔黄。证属肝肾阴虚、冲任不固。治宜调补肝肾、固涩冲任。给予调补肝肾方加减：熟地30g，地黄炭9g，黄连6g，白芍15g，枸杞子30g，酸枣仁15g，棕榈炭9g，地榆炭15g。共4剂。

随访：患者经以上治疗后月经正常，仅有时头晕。

4. 益母生化汤

【组成】当归24g　川芎9g　桃仁9g　甘草6g　姜炭6g　益母草15g

【功效】化瘀生新。

【主治】崩漏初期，经血量多，经血有块，腹痛者。

【用法】水煎服，每日1剂。连服至月经正常后1个月经周期。

【方解】本方是一首活血化瘀、祛瘀生新的方剂。配伍以生化汤去黄酒、童便，加益母草而成。其中益母草活血化瘀，当归、川芎养血活血行气，使气行则血行，瘀血得去，新血得生，姜炭止血，桃仁破血中瘀滞，助益母草活血之功，更防新生之血成瘀，甘草调和药性，全方使瘀血得化，新血得生，崩漏下血可自止。

【加减】根据伴症酌情加减。腹刺痛者，加蒲黄9g，五灵脂15g，以祛瘀止痛；腹胀者，加木香9g，香附9g，以行气消胀；腰痛者，加乌药9g，牛膝9g，以理气止痛；腹痛喜温者，加良姜9g，香附9g，以温中止痛；有热者，加黄芩9g，丹皮9g，栀子9g，以清热泻火；气虚者，加黄芪15g，党参15g，白术9g，以益气健脾。

【点评】临床多用此方治疗崩漏之初期。经期宜用生化汤，盖因女性生理特征经期以通为顺故也。本方以生化汤祛瘀生新之性，配伍益母草活血养血，可起到药物清宫的作用，使经期血行顺畅而有序。

（刘志超　整理）

重视调理脾肾气血治功血

罗元恺

罗元恺（1914—1995），广东南海人。中医妇科学博士研究生导师。首批全国老中医药专家学术经验继承工作指导老师。从医执教50余年，擅长内、儿、妇科，尤精于妇科。创制的"促排卵汤""滋肾育胎丸"曾获卫生部科技成果一等奖。主要著作有：《点注妇人规》《罗元恺医著选》等，主编全国高等医药院校统编教材《中医儿科学》第一、第二版和《中医妇科学》第五版，《高等中医院校教学参考丛书·中医妇科学》等。

无排卵型功能性子宫出血症属于中医学崩漏的范畴，是妇科常见病之一。临证之时，辨析须详，施治之法，当因人、因证、因时、因地制宜，结合体质和证候的特点用药。

崩漏的记载，最早见于《素问·阴阳别论》中"阴虚阳搏谓之崩"的论述。只言其病机，未言其证治。后世有将各种妇科下血症统称为崩漏者，在诊治上含混不清，若误诊误治，贻害非浅。故治病之前，当以辨病、辨证为先。崩漏的辨析，应首先认定为月经病。《景岳全书·妇人规》云："崩漏不止，经乱之甚者也。盖乱则或前或后，漏则不时妄行。"指出崩漏属于月经病的范畴。因此，必须排除了妊娠、癥瘕、外伤等引起的阴道下血，才能做出正确的诊断和有效的治疗。崩漏的病机，后世多偏重于"阳搏"，阳搏则血内蕴热，血热则迫血妄行，因而认为血热是崩漏的主要机制。其实，阴虚阳搏，阴虚是本，阴不维阳则阳亢。虚是本，亢是标，这是阴阳二气失于平衡之机制。由于阴损及阳，或体虚、久病而导致肾阳虚，肾火不足以温煦脾阳，脾不统血是崩漏的另一病机。肾阴虚、脾气虚是致病之本，血热、血瘀为诱发的因素。崩漏的病程往往较长，血热或血瘀只是其中某一阶段的证候，阴虚或气虚才是起主导作用的因素。

一、暴崩久漏宜塞流止血

明代方约之对崩漏的治疗提出"塞流、澄源、复旧"的三步治法。暴崩久漏之际，塞流止血是关键。可用"二稔汤""滋阴固气汤"以固崩止漏。"二稔汤"以广东草药岗稔、地稔根止血固崩，党参、白术、炙甘草健脾益气以固摄，熟地、桑寄生、何首乌养肝肾益精血，续断固肾止血，棕榈炭、赤石脂收敛止血。全方固摄止血之力较强，并兼顾气血和肾、肝、脾三脏。"滋阴固气汤"则以菟丝子、山茱萸肉滋养肝肾，党参、黄芪、白术、炙甘草健脾补气，阿胶、鹿角霜固涩止血，何首乌、白芍养血和肝，续断固肾。既滋阴又补气，亦兼顾了肾、肝、脾三脏，具有较好的止血效果。适用于崩漏之势稍缓者。如挟热者，加旱莲草、黑栀子、炒黄芩；挟瘀者，加益母草、蒲黄炭；阴阳两虚而暴崩不止者，加炮姜炭、棕榈炭、赤石脂。还可艾灸隐白、大敦和三阴交穴以温经止血。

二、崩漏势缓应澄源复旧

塞流，即针对病因予以止血；澄源，即根据辨证原则从病理上控制其继续出血；复旧，即从根本上调整月经周期以恢复其按期排卵的生理常态。崩漏之下血缓解后，应根据其证候以澄源、复旧。澄源重在辨证论治，对崩漏辨证以阴虚血热、血瘀、脾肾虚损3种证型为多。阴虚血热证治宜于凉血清热之中，行养阴之法，但不能过用苦寒，以免化燥伤阴、耗损真气，可用一阴煎（《景岳全书》）加减。血瘀证治宜化瘀止血，可用桃仁益母汤（经验方）。脾肾虚损证治宜健脾固肾，可用举元煎加鹿角霜、艾叶、阿胶、淫羊藿、巴戟天、杜仲、补骨脂、枸杞子等出入其间。复旧固本之法是在去除血热、血瘀等标证后，着重补肾健脾，调理阴阳，促使月经周期恢复正常。用自拟"补肾调经汤"用于此期的治疗，方中以菟丝子、桑寄生、续断平补肾之阴阳，辅以补气养血之品，兼顾脾肾气血以调经。排卵期加入温补肾阳之品如淫羊藿、补骨脂、仙茅、巴戟天之类以促其排卵；或根据患者体质偏阴虚、阳虚的情况选用左归丸或右归丸加入人参而达调理阴阳，补脾固肾复旧之功。

⚙ 三、理血止崩忌辛温动血

崩漏为妇科常见血证，治疗常需用理血药。但在不同证型与不同阶段，药物的选择应有所不同，才能取得较好效果。血分药中有补血、活血、凉血、止血等不同。补血药有走而不守者，如当归、川芎是矣；亦有守而不走者，如熟地、何首乌、桑寄生、黄精是也。因此，出血期间，一般不宜投走而不守之类，以免辛温动血，增加其出血量。应选何首乌、桑寄生等守而不走的药物，以滋养并止血。而补气之药，亦以平为期，使血海宁静，不宜过于升散。如人参能固本止血。随阳药则入阳分，随阴药则入阴分，固气以摄血。尤以野生人参和东北红参为佳，可救危固脱。如非危重症，则可重用党参以代之。而气阴两虚者，则可用西洋参，或配太子参、怀山药之类以益气养阴。而在出血停止后，若月经届期或逾期不来者，则可适当选用当归或川芎，以助血行而促其来潮。来潮之后，亦以不用为佳。在止血药中，有凉血止血者，如丹皮、地榆、焦栀子、藕节之类；有温经止血者，如艾叶、炮姜、鹿角霜、补骨脂之类；有养血止血者，如阿胶、岗稔根、地稔根之类；有养阴止血者，如旱莲草、龟板胶、女贞子之类；亦有祛瘀止血者，如益母草、蒲黄、田七、大黄炭之类；有固涩止血者，如赤石脂、乌梅、五倍子之类。均可根据证候的寒、热、虚、实而选用。唯炭类止血药过用可致血脉凝涩而留瘀，故不宜过多、过久使用。

◯ 附：秘验方介绍

1. 二稔汤

【组成】岗稔根30～50g　地稔根30g　续断15g　制何首乌30g　党参20～30g　白术15～20g　熟地15～20g　棕榈炭10～15g　炙甘草9～15g　桑寄生15～30g　赤石脂20g

【功效】补气摄血、补血止血。

【主治】功血之出血较多的阶段。

【用法】水煎服，日1剂。同时艾灸（悬灸15～20分钟或直接灸7～11壮）隐白或大敦（均双穴，可交替使用）和三阴交，以收止血之效。

【方解】岗稔根、地稔根均为华南地区常用的草药，性味均属甘涩平，具有补血摄血的作用。何首乌养肝肾而益精血，药性温敛，滋而不腻，补而不燥，是妇科出血症补血的理想药物。桑寄生补肝肾而益血，续断补肝肾而止崩，兼有壮筋骨的功效，故能兼治腰膝酸疼。熟地补血滋肾，党参、白术、炙甘草均能补气健脾，取其补气以摄血。棕榈炭、赤石脂均能敛涩止血，以收塞流之效。

【加减】血块多者加益母草15～30g，血色鲜红者加旱莲草20～25g，紫珠草30g，血色淡红者加艾叶15g，或以姜炭易棕榈炭。血量特多者加五倍子10g，阿胶12g，并给高丽参咬嚼吞服或炖服。

【点评】崩漏的治法，自金元以后，医者遵"脾统血"的原理，多采取补脾摄血之法治疗。本方即应用于出血期间，以补气健脾为主，而收固气摄血之效。

2. 滋阴固气汤

【组成】熟地黄20g　续断15g　菟丝子20g　制何首乌30g　党参

20g 黄芪20g 白术15g 岗稔根30g 阿胶12g 牡蛎30g 山茱萸肉15g 炙甘草10g

【功效】滋养肝肾、固气益血。

【主治】功血见阴道出血已减缓，仍有漏下现象者。

【用法】水煎服，日1剂。

【方解】本方用熟地、续断、菟丝子、山茱萸肉以滋养肝肾；党参、黄芪、白术、炙甘草以补气健脾；何首乌、岗稔根、阿胶以养血涩血；牡蛎以镇摄收敛。全方兼顾肾、肝、脾、气、血，以恢复整体之功能，巩固疗效。

【加减】出血仍稍多者，可适当加入炭类药以涩血，或其他固摄之品如海螵蛸、鹿角霜、赤石脂之类。有虚热证候者，去黄芪加女贞子。

【点评】出血减缓后，应着重对因治疗，即所谓"澄源"。根据本症发病的主要原因为肝肾阴虚、脾肾不固的机制，应以滋养肝肾为主，兼以固气益血。

3. 补肾调经汤

【组成】熟地黄25g 菟丝子25g 续断15g 党参20～25g 炙甘草10g 白术15g 制何首乌30g 枸杞子15g 金樱子20g 桑寄生25g 黄精25g 鹿角霜15g

【功效】补肾健脾、益气养血。

【主治】功血出血已止，身体未复，需要建立月经周期者，以防反复发作。

【用法】水煎服，日1剂。

【方解】本方以熟地、菟丝子、金樱子、续断、鹿角霜滋肾补肾，枸杞子、黄精、何首乌、桑寄生滋阴养血，党参、白术补气健脾。使肾气充盛，血气和调，冲任得固。

【加减】预计将排卵时，可加入温补肾阳之品如淫羊藿、补骨脂、仙茅、巴戟天之类以促其排卵；腰酸痛明显者可加入金狗脊、杜仲、乌药之类；月经逾期1周以上不潮而非妊娠者，可加入牛膝、当归之类，以助其来潮。

【点评】出血停止后，应协助机体恢复生理功能以建立月经周期，促使按期排卵。治疗原则应以补肾为主，兼理气血。经过2～3个周期的调理，身体逐渐强健，正常周期可冀恢复。

（衣尚国 整理）

清肝补肾治功血 马 志

马志 (1911—1992), 字伯千, 吉林永吉人。吉林省第三、第四届人大代表, 中华全国中医学会吉林省分会理事长, 首批全国老中医药专家学术经验继承工作指导老师。曾师承吉林市名医周之丰, 尽得周氏之学。从医60余年, 治学严谨, 博览群书, 精勤不息, 撷采诸家之长, 擅长妇科, 旁及内、儿科, 学验俱丰。对经典著作研究有素, 对医与《易》的关系及脉理的研究更为精深。临床用药喜用轻灵透达, 介类潜阳。对崩漏病机见解迥异, 治疗善用清肝补肾、固涩冲任之品, 疗效显著。

无排卵功血属中医崩漏的范畴。

一般来说, 崩漏的病机多是患者先有将息失宜, 起居失节, 或悲哀太甚, 抑郁不伸, 引动包络阳气内动, 阳动则耗损心营肾水, 以致心肾阴虚, 不能镇守包络命门之火, 导致肝、胆、三焦、包络之相火妄动, 造成机体内发生"风动、木摇、火燃、水沸"之势, 风火相煽, 疏泄于下, 热迫血海, 损伤阴络, 乃为崩漏。 如果把崩漏的病机概括为一句话, 那就是"阴虚阳搏谓之崩"。因此选用酸苦凉涩和炭药来治疗。

常用药物, 主要有酸味收敛的白芍、乌梅; 苦味寒凉的黄芩、黄柏、生地、椿皮、地榆; 疏风升发的荆芥穗; 固涩的赤石脂、补骨脂、白果等。生地、地榆、椿皮、乌梅、荆芥穗等味炒炭存性, 以加强吸着止血作用。以上述诸药组成酸苦涌泄为阴、止涩固脱的方剂。

从崩漏的发生、发展和形成过程来看, 大体有前后两个阶段: 在将息失宜, 悲哀抑郁, 包络阳气内动, 还没有达到流血的时候, 是崩漏病的前期阶段; 发展到热迫血海, 疏泄于下, 封藏不固, 出现崩漏的时候, 是崩漏病的后期阶段。这两个阶段中, 后一个阶段的相火妄动, 疏泄于下，心肾阴亏，封藏不足，是崩漏病的主要矛盾。在主要矛盾里面，相火妄动，疏泄于下是矛盾的主要方面；心肾阴亏，封藏失职，是矛盾的非主要方面。

解决主要矛盾的方法，用荆芥穗顺肝之性，升发下疏的肝阳之气，用白芍、乌梅、椿皮、白果、赤石脂、地榆等酸苦凉涩逆肝之性，清泄肝火收敛肝阳。针对矛盾主要方面的相火偏盛，疏泄太过，所以采取少用升发，重用涩敛，着重解决矛盾的主要方面。这些药物同属于酸苦涌泄为阴之类，不仅能清泄肝火，涩敛肝阳，同时利用其酸苦涌泄为阴的功用，对滋阴补肾凉血，解决非主要矛盾的女贞子、山药、侧柏叶、生地等还能起到加强补阴的作用。

若病人上焦有气虚倾向者，可于上方中酌加黄芪；若下焦有阳虚倾向者，可酌加鹿胶、炮姜。临床"塞流""澄源""复旧"治崩三法，有着相互补充的有机联系，应三法同时并用，不能分而用之。特别是初、中两法决不能分用，因为用塞流止血以治其标，澄源清热以治其本，必须标本兼施才能达到止血的目的。在使用末法补血以还其旧的时候，要因症选药，一定要慎用温药，避免引动肝火。

崩漏出血过多而兼有腹痛者，是否可以塞流？临床体会是崩漏血多腹痛，常常是血止痛消，不必迟疑于血瘀腹痛，而是血虚腹痛。

☾ 附：秘验方介绍

1. 三合方

【组成】白术25g　山药15g　炙甘草10g　地榆25g　续断15g　白芍药15g　五味子10g　荆芥穗10g　乌梅5g　女贞子15g　旱莲草25g　乌贼骨25g　茜草15g

【功效】健脾补肾疏肝、止血调经。

【主治】脾肾两虚所致经漏不止、月经过多伴疲乏无力、腰膝酸软、头晕目眩等。

【方解】白术、炙甘草健脾益气，女贞子、续断、山药、五味子补肾，白芍药、荆芥穗养血疏肝，乌贼骨、地榆、茜草、乌梅收敛止血。全方脾、肾、肝三经同治，固冲任而止血调经。

【加减】火盛加黄芩、槐花，脾虚兼寒泄泻者加补骨脂、人参。

【点评】三合方是将惜红煎、二至丸、四乌贼骨一芦茹丸融为一方，治疗功能性子宫出血，全方药性平和，肝、脾、肾三脏同治，根据患者病位、病性、病势，酌情遣方用药，各有侧重，临床常常得心应手，屡收奇功。

【验案】翁某，18岁。1988年8月24日初诊。

月经不调，流血量多已逾半年。13岁月经初潮，周期尚规律。近半年来因学习苦累、精神紧张致月经紊乱。每15～25天来潮1次，持续9～12天，量多色深红，有小血块。末次月经7月25日，至今经血未净。曾服用中药汤剂、云南白药、注射仙鹤草素等药，无明显疗效。现伴有心悸多汗、眩晕耳鸣、腰膝酸痛、食纳减少、少寐多梦。二便尚可。

查体见精神萎靡不振，形体瘦弱，面色潮红。舌尖红，苔薄白，脉弦细略数。诊断为崩漏，属肾虚肝郁，冲任不固。治宜清肝补肾、固摄冲任。药用女贞子30g，旱莲草20g，生地15g，白芍20g，当归10g，黄芩10g，黄柏10g，白蒺藜15g，薄荷5g，地榆炭15g，栀子炭15g，荆芥炭15g，乌梅炭15g，赤石脂15g，龟甲10g。4剂水煎服。

10月12日五诊：诸症悉平，现无明显不适，食纳可，睡眠安。舌红苔薄白，脉弦滑。改服丸药，以巩固疗效。嘱其早服逍遥丸，晚服六味丸，连服两月。

6月后随访，月经按期来潮，量色质正常，余无不适。

2. 四生固经汤

【组成】生地黄25g　生侧柏叶15g　生荷叶10g　生艾叶10g　龟甲15g　黄柏10g　椿皮15g　香附10g　黄芩15g　白芍15g

【功效】滋阴清热、止血调经。

【主治】火热内扰，经血不止，崩漏紫黑成块。

【方解】龟甲滋阴清热为君，辅以黄芩、荷叶清上焦之火，黄柏清下焦之热，侧柏叶、生地黄清热凉血，芍药敛阴益营，香附调气和血，椿皮固涩止血，艾叶理气和血而止血。全方滋阴清热、凉血止血。血不妄行，月经自然复常。

【加减】辨证偏于血热者，重用黄芩、荷叶、侧柏叶；偏于虚热者，重用龟甲、生地，加旱莲草、阿胶。

【点评】马老临床习惯以四生丸合固经汤，治疗血热崩漏及经行量多等失血性月经病。所用方药可谓方简药轻，经临床灵活化裁，随症加减，多收捷效。

（陈立怀　马象柔　整理）

随证活用治崩三法 欧阳惠卿

欧阳惠卿（1939— ），女，广东顺德人，广州中医药大学第一附属医院教授、主任医师、中医妇科博士研究生导师、广东省名中医。第三批全国老中医药专家学术经验继承工作指导老师。擅治月经病和不孕症，致力于补肾活血法在妇科领域常见病、难治病的应用研究。曾主编或参加编写的著述8部，并任1995年版《中医妇科学》的副主编及第七版教材主编；曾任中医药学高级参考丛书《实用中医妇科学》和《现代中医妇产科学》的副主编；发表论文10余篇。

崩漏既是妇科常见病，亦是疑难重症。治疗中应遵循急则治其标，缓则治其本的原则，重视塞流、澄源、复旧的治疗大法，塞流即止血，是治疗崩漏的重要环节。通过长期临床体会肾虚是导致本病的主要病机，故以补肾活血立法，疗效显著。组方宫血饮，标本兼治，临床应用于崩漏的治疗，疗效显著。另外，非出血期遵循月经周期中阴阳气血的消长规律，进行周期性的调理，即中药调周疗法。

一、补益清化并施，忌苦寒刚燥、滋腻滞涩

针对崩漏虚、瘀、热的病机特点，治疗上强调补益清化并施，忌苦寒刚燥、滋腻滞涩之品。自创补肾活血之宫血饮（由续断、山茱萸、龙骨、牡蛎、党参、白术、茜草、海螵蛸、蒲黄、三七、马齿苋等组成）治疗，具补肾益气、化瘀止血、清热凉血之功效。方中以续断、山茱萸补肾固冲以治本，增强统摄之力；党参、白术健脾益气，有补后天以养先天之意，脾旺则统摄有权，气血自升而经血流畅，崩漏自止。全方忌苦寒刚燥之品以防动血，忌滋腻滞涩之品以防留瘀。

二、擅用通因通用反治法，止血不留瘀；佐以清热凉血，行瘀散结止血

《诸病源候论》曰："内有瘀血，故时崩时止，淋漓不断。"临证不可见血即止。宫血饮方中蒲黄、三七化瘀止血，乃通因通用之反治法，止血而不留瘀；茜草、海螵蛸合用乃《素问·腹中论》四乌贼骨—芦茹丸，本方用于益任调冲，摄血止血，能行能止，摄中有通。在治疗崩漏的宫血饮中常辅以马齿苋或白花蛇舌草等清热凉血止血之品，以加强行瘀散结止血之效。宫血饮全方配伍，化瘀止血以塞流，补肾益气而澄源，气血兼顾，升降同用，清化兼施，又寓攻于补，逐瘀而不伤正，补肾而不留瘀，使冲任得固，气血平和病自愈。

三、重视调补脾肾，随周期以复旧

治疗崩漏必须重视"复旧"这一关键阶段，常应用中药调周疗法。非出血期在辨证论治基础上，尤其应该强调补脾肾，根据肾阴阳亏虚之不同，投以温肾或滋肾之品，常选用菟丝子、熟地黄、山茱萸、紫河车、女贞子、旱莲草、龟甲、杜仲、淫羊藿等，同时健脾益气以生血，补后天以养先天。其意正是遵循《景岳全书·妇人规·经脉类》："调经之要，贵在补脾胃以资血之源，养肾气以安血之室，知斯二者则尽善矣。"

应用中药调周法，月经期治以理血调经为主，可选用桃红四物汤；经后期治以补肾养血为主，促进阴精的聚集，经间期治以调和肾阴阳为主，佐以活血行气，使阳气升发，阴阳顺利转化，可在归肾丸的基础上加温肾、活血、行气之品；经前期治以补肾之阴阳，调和肝气为主，以协调子宫的藏泄功能，需要助孕者，可选用寿胎丸，若需调经者用定经汤。

附：秘验方介绍

1. 宫血饮

【组成】 川续断　山茱萸　党参　白术　龙骨　牡蛎　茜草　乌贼骨　三七　蒲黄　白花蛇舌草

【功效】 补肾活血、清利湿热。

【主治】 无排卵型功能失调性子宫出血、子宫肌瘤出血、盆腔炎症出血、子宫内膜异位症和子宫腺肌症以及放置宫内避孕环后子宫出血。

【用法】 水煎服，每日1剂。连续服药4周，月经期不停药。

【方解】 方中以川续断、山茱萸、党参、白术补肾健脾，益气固冲以治本，增强统摄之力；龙骨、牡蛎相须为用，直入冲任，补涩兼施，标本同治。《千金方》云："瘀血占据血室，而致血不归经。"故不可见血即止血，方中用蒲黄、三七化瘀止血，止血而不留瘀。茜草、乌贼骨合用出自《黄帝内经》四乌贼骨—芦茹丸，原方以雀卵鲍鱼汤送下，治伤肝之病，本方中用之益任调冲，摄血止血，能行能止，摄中有通，亦遵《黄帝内经》之旨也；最后辅以白花蛇舌草清热凉血，以加强散瘀止血之效，全方配伍，化瘀止血以塞流，补肾益气而澄源，气血兼顾，升降同用，清化并施，使逐瘀而不伤正，补肾而不留瘀，则冲任得固，气血和平而其病自愈。现代药理研究表明，方中各药均有不同程度收缩子宫、促进凝血、抗菌、消炎等作用。

【加减】 根据辨证酌情加药。如肝肾亏虚，冲任不固，加山茱萸、茜草、乌贼骨；气虚不摄，冲任不固，加白术、甘草、龙骨、牡蛎。

【点评】 崩漏病机在于肾虚血瘀，肾虚封藏失职，冲任气血不固，因虚致瘀，虚、瘀生热，热可动血亦可耗血，且经血受热煎熬则瘀结更甚，而形成恶性循环。治疗针对虚、瘀、热病机特点，自创宫血饮治疗，收到较好的止血调经效果。

【验案】尹某，女，42岁。2004年9月11日初诊。

经量多如注，淋漓不净半年。患者近半年来反复出现月经非时而下、量多、色暗红、夹血块，月经期持续8~20天，淋漓点滴不净，月经周期不规则。此次末次月经8月20日，持续10天未净。8月30日在本院行宫腔镜合诊刮术示多发性子宫内膜息肉。诊刮物送病理检查结果示：子宫内膜单纯性增生过长。诊见患者腰酸、乏力、饮食、睡眠尚可，口干微苦，阴道出血，大便结，舌淡暗、苔薄白，脉细。中医诊为崩漏，证属脾肾亏虚血瘀。治宜补脾益肾、活血祛瘀，方用宫血饮加减。处方党参、白术、续断、茜根各20g，山茱萸15g，龙骨（先煎）、牡蛎（先煎）、白花蛇舌草各30g，海螵蛸、蒲黄各10g，三七末（冲服）3g，甘草5g。每天1剂，水煎服。

二诊：服5剂，阴道出血干净。守方去龙骨、牡蛎、三七末、白花蛇舌草，加菟丝子、熟地黄、黄芪各20g，紫河车10g，10剂。

三诊：10月7日来诊，月经9月27日来潮，持续7天，量中等，色红、无血块、无痛经。随访半年患者月经正常。

2. 中药调经方案

【组成】经前促温通：刘寄奴30g　益母草30g　鸡内金15g　柴胡10g　枳壳20g　牛膝20g　甘草5g

经行收缩止血：益母草30g　枳壳20g　桃仁10g　当归15g　川芎10g　茜草根15g　甘草5g　山药20g

经后补肾填精血：当归15g　白芍15g　熟地20g　柴胡20g　淮山药20g　茯苓20g　菟丝子20g　茺蔚子10g　覆盆子20g　甘草5g

经间期调和肾阴阳：归肾丸加减。

【功效】经前促温通：活血通络，引血下行。

经行收缩止血：逐瘀缩宫止血。

经后补肾填精血：滋补肝肾，填精血，固冲任。

经间期调和肾阴阳：调理脏腑，补养气血，疏通经络。

【主治】各种月经不调。

【用法】经前促温通方：水煎服，月经来潮前5天服用，每日1剂，连续服药3～5剂。

经行收缩止血方：水煎服，月经来潮4～5天内服用，每日1剂，连续服药至月经干净。

经后补肾填精血方：水煎服，月经干净后，每日1剂，连续服药5剂。

经间期调和肾阴阳：水煎服，月经干净后第6天到下次来潮前5日，每日1剂，连续服药约15剂。

【方解】经前促温通：月经来潮前5天正是肾气充盈之时，肝血下注血海之机，血海满盈将泄之候。任通冲盛则经血应时而下，这是生理常情，此时用药是为月经的如期到来做辅助调理，故应用刘寄奴、益母草、鸡内金、柴胡、枳壳、牛膝、甘草等活血通络，引血下行；皂角刺、浙贝母以加强活血通络之功，淮山药、熟地、川续断以健脾补肾，防止温通太过，损伤元气，如此用药则月经顺势而下。

经行收缩止血：经期血室开放，经血外泄，这是正常的生理现象，故经来1～3天一般不给药，到了经来4～5天，应加助子宫收缩，促使子宫内膜脱落和宫腔余血败浊之液迅速外排，使月经按时而净。故用益母草、枳壳、桃仁、当归、川芎、茜草根、甘草、山药等以逐瘀、缩宫、止血。

经后补肾填精血：月经刚刚干净的5天内，血海相对空虚，冲任不足，胞宫进入修复之时，机体的气血津液出现一时性的亏损。故此时用定经汤加减以滋补肝肾，填精血，固冲任为主，佐以调脾胃，滋化源，使失去之气血津液早得复生。

经间期调和肾阴阳：从经净第6天到下次经来前5天共约15天左右正是调经治本之时，此期祖国医学称之为"真机"，故治疗用药应根据患者的具体病情具体对待，重在调理脏腑、补养气血、疏通经络，使机体正常生理功能得到恢复应用归肾丸以补肾填精、养血调经，方中以熟地为君，山茱萸、枸杞子、菟丝子、杜仲助君填精补肾为臣，茯苓、山药健脾益肾，当归养血调经，共为佐使。

【加减】经前促温通：顽固不来者可酌加皂角刺10g，浙贝母15g，以加强活血通络之功效；体虚者可酌加淮山药30g，熟地20g，川续断15g，以健脾补肾，防止温通太过。

经行收缩止血：根据患者体质、症状酌情加减，如气虚者加参、芪、术、升麻炭；实热加生地、丹皮、败酱草；血瘀重用枳壳，加蒲黄、灵脂、三七粉。

【点评】月经病重在调理，循时用药是关键，治疗分经前、经时、经后及平时4个时期，用药各有侧重。崩漏病机关键在肾虚血瘀，治以补肾活血，每获良效。

（衣尚国　整理）

更年期崩漏论治 王耀廷

王耀廷（1940— ），教授，主任医师，省名中医，国家有突出贡献中青年专家，享受国务院特殊津贴，吉林英才奖章获得者，第三批全国老中医药专家学术经验继承工作指导老师。曾任长春中医学院副院长，吉林省卫生厅副厅长，精于中医妇科，尤以治疗闭经溢乳综合征、子宫内膜异位症等见长。出版著作40余部，发表论文50余篇，完成科研成果5项，其中3项中药成果创产值近亿元，其中"女宝"获第36届布鲁塞尔国际博览会银奖。

更年期是女性逐渐衰老的过渡时期，七七之年，肾气衰退，天癸渐竭，精血日亏，此时出血之变，多系正气亏虚，阴阳不和，冲任失固而致。《素问·上古天真论》曰：女子"七七任脉虚，太冲脉衰少，天癸竭，地道不通，故形坏而无子也。"

女子在40岁左右，三阳之脉衰于上，颜色逐渐焦枯，头发开始斑白，至50岁左右，冲脉任脉虚衰，天癸渐竭，月经断绝不行，外阴阴道萎缩，丧失了生育能力，而进入老年期。如果体内阴阳不能在新的条件下达到新的平衡就会发生病变。治疗时必须注意补肾培本，根据阴阳互根的原理，注意阴中求阳，阳中求阴；阴虚者，补阴为主佐以扶肾阳；阳虚者，温肾阳为主辅以养肾阴。

☯ 一、肾阴虚证

月经先期或先后无定期，量少，色红或紫，质黏；带下色黄，或阴中灼热，或有血性带下，头晕耳鸣，心烦易怒，阵发性颜面潮红，周身烘热，汗出心悸，持续数分钟即恢复常态，每日可发作数次，常于午后、黄昏或夜间发作；或伴有五心烦热，腰膝酸软，失眠健忘，便结溲黄，舌红苔少或薄黄欠津，脉弦数。

治则：滋阴潜镇、固涩冲任。

方药：常用六味地黄丸合二至丸加减。

组成：生地30～50g，生山药15～30g，山茱萸肉15～30g，茯苓10～15g，泽泻10～15g，丹皮10～15g，女贞子25～50g，旱莲草15～25g，生龙骨25～50g，生牡蛎25～50g，龟板30～50g，白芍15～20g，乌梅炭10～15g。

二、肾阳虚证

月经先期，量多色淡，或持续时间延长，或带下清冷，头晕心悸，小腹冷坠，腰膝酸软，面色晦暗，精神萎靡、抑郁，或面浮跗肿，舌质淡，苔白润，脉沉细无力，两尺尤弱，或虚大而数。

治则：补肾气，固冲任。

方药：右归丸加减。

组成： 熟地15～20g，山药15～20g，山茱萸肉10～15g，枸杞子20～30g，菟丝子15～20g，肉桂5～10g，附子5～10g，当归10～15g，杜仲10～15g，鹿角胶10～15g。

若出血量多或日久不止者，减肉桂、附子加海螵蛸、茜草。在临床中常用自拟三合汤（当归补血汤、四乌贼骨—芦茹丸、地榆苦酒煎）加味治疗，疗效较为满意。方用：生黄芪50g，当归10g，海螵蛸40g，茜草10g，地榆炭50g，山萸肉20～30g，加醋50ml水煎，日服3次。

地榆苦酒煎原方是用醋煎地榆"露一宿温服"。使用醋煎地榆苦涩异常。遂改用加醋50ml水煎，止血效果不减。

此外《傅青主女科》之安老汤用之亦佳：组成：人参30g，黄芪30g，熟地30g，白术15g，当归15g（酒洗），山茱萸肉15g，阿胶3g（蛤粉炒），黑芥穗3g，甘草3g，香附1.5g（酒洗），木耳炭3g。正如傅氏所云："此方补益肝脾之气，气足自能生血而摄血，尤妙大补肾水，水足而肝气自舒，肝舒而脾自得养，肝藏之而脾统之，又安有泄漏者，又何虑其血崩哉！"血止后以右归丸、归脾丸等巩固疗效。

⟲ 附：秘验方介绍

三合汤

【组成】生黄芪50g　当归10g　海螵蛸40g　茜草10g　地榆炭50g
山萸肉20～30g

【功效】补肾气，固冲任。

【用法】加醋50ml水煎，日服3次。

【方解】三合汤中生黄芪、当归补气养血，重用黄芪补气升提以
摄血，海螵蛸、茜草、地榆炭、苦酒收敛固涩化瘀，使血止而不留瘀；
山茱萸肉峻补肝肾之阴，又能收敛即将散失之阳。

【点评】三合汤补肾固冲、峻补气血、止血调经，对失血量多，
日久不止者，常常收效。

【验案】张某，48岁。

经期缩短已半年。平素月经正常，近半年来月经20天左右一潮，甚
至一月二至，量时多时少，色红紫，质黏稠，持续6～8天，有时达十余
天，伴烘热自汗，手足心热，心烦心悸，夜间口干咽燥，舌干如锉，目
涩昏花，头晕耳鸣，大便秘结，三四日一行，小便黄赤，带下量多，有
时赤白相兼。经某医院检查，诊断为老年性阴道炎、更年期功血，用睾
丸酮及止血剂效果不明显。现行经第七天，量仍较多，阴中灼热不适，
有时吊痛。诊见形体中等，面黄颧红，舌红瘦小，苔薄黄欠润，脉弦
细而数。此乃肾阴不足，肝阳妄动，疏泄太过之更年期崩漏。治宜补
肝肾，调冲任，固摄潜阳。药用：生黄芪50g，当归10g，生龙骨50g，
生牡蛎25g，山茱萸肉20g，乌贼骨40g，茜草10g，地榆炭50g，生地炭
25g，荆芥炭15g　乌梅炭15g，加醋50ml，水煎服，日3次。

服药3剂血止。继用六味地黄丸调理半月，诸症消失。

（王艳萍　田　娜　整理）

分期辨治功能失调性子宫出血

夏桂成

夏桂成（1932—），江苏江阴人，著名中医妇科专家，中医妇科学会委员，江苏省中医院妇科主任医师、教授、硕士生导师，第二批全国老中医药专家学术经验继承工作指导老师，享受国务院特殊津贴。擅长治疗不孕症、子宫内膜异位症、膜样痛经、更年期综合征等，提出月经周期中阴阳消长转化与奇偶数律的关系，强调治未病理论，发表学术论文百余篇，主编著作有：《中医临床妇科学》《实用妇科方剂学》《简明中医妇科学（外文版）》《简明中医妇科手册》等。

一、青春期补肾调周促发育

临床以补肾重建月经周期为治本之法。青春期乃女性生殖器官的发育时期，肾气未充是导致崩漏的根本原因。因此要巩固止血效果，必须应用补肾调周法，建立阴阳消长的月节律，促进子宫发育，司正常的藏泄才有可能。

（一）补肾调周重在滋阴养精

崩漏患者的经后期常常较长时间停留在经后初期，或者中期，阴精不能持续滋长，不能重阴转阳。可用归芍地黄汤合二至、二甲，随着周期的后移，经后中、末期加入补阳的药物，如菟丝子、肉苁蓉、紫河车等，接近排卵时，还应加入适量的鹿角片、仙灵脾等。不仅有利于提高阴精水平，而且亦有利于阴阳间的转化。

（二）兼顾心肝脾胃

常用益气健脾药佐助滋阴清化剂增加子宫归藏纳的作用，达到补气摄血的目的。重用党参、白术，止血较佳；黄芪、茯苓应在止血后使用，生化气血较优；对于脾虚湿聚，郁久化热者要结合燥湿利湿，或清热渗湿，药如陈皮、谷麦芽、焦山楂、薏苡仁、碧玉散、煨木香等。经后期多以参苓白术散加入女贞子、炙龟板、制黄精等；经前期补阳为主，补中益气汤加入川续断、菟丝子、鹿角片补脾助阳，促进阳长。

⊙ 二、更年期崩漏调整阴阳

更年期所有的病证，寒热错杂者较为多见。更年期崩漏原始病因在肾水亏虚，进而水不涵木，心肝失养，相火妄动；另一方面阴精衰竭，损及阳气，肾阳虚则脾阳亦有所不足，加之肝郁之后克伐脾胃，故临床上可见上热下寒和肝热脾寒两种情况。瘀崩是这一时期的重要特征，在肾阴不足或肾阳偏虚的整体病变的影响下，瘀结向干性或湿性方面转化。如肾阴虚，常为津液、水湿不足。而肾主五液，五液亏少，增厚的脂膜与血瘀就渐趋于干性化。如脾肾阳虚，肝气郁结，水湿颇甚，膜样瘀结趋于湿化。

⊙ 附：秘验方介绍

1. 新加固经汤

【组成】炙龟甲（先煎）9～15g　炒黄柏6～10g　椿根白皮12g 炒川续断10g　炒五灵脂10g　炒蒲黄（包煎）6～9g　炒黄芩6g　墨旱莲12g　血余炭12g

【功效】凉血清热、化瘀止血。

【主治】阴虚热瘀型崩漏出血，或月经过多，色红，有血块，伴有头昏头疼，胸闷烦热，口渴口苦，便秘尿黄等证。

【用法】出血期，每日1剂，水煎分服。

【方解】本方药是在固经丸的基础上加减而来的，方中重用龟甲、黄柏两药，龟甲滋阴清降，守而不走，清下焦肾家之火，肾与子宫冲任相近，清肾火，即是清子宫血海之火，两药相合，故能控制下焦子宫血海之出血，再加入黄芩之清热、椿根白皮、血余炭、炒蒲黄，以加强固经止血；墨旱莲既能滋阴又有凉血清热、固经止血等作用，加入五灵脂者，化瘀止血。

【加减】本方在出血时应用，常有所加减，如偏阴虚，加入女贞子12g，干地黄10g；如肝火偏旺，出血增多，加入黑山栀10g，夏枯草9g；如血瘀明显的，出血阵下，血块较大、较多的，加入花蕊石（先煎）10g，大小蓟12g，三七粉（另吞）5g；若脾胃失和、腹胀矢气、大便偏软者，加入煨木香6～9g，炒白术12g，砂仁（后下）5g；若腰脊酸甚并有冷感者，加入杜仲10g，制狗脊10g。

【点评】凡出血病与月经有关者，大多有程度不同的血瘀存在，因此滋阴清热方药中，更需加入化瘀止血之品，止中寓化，以防后患，此乃临床治疗所必需也。

【验案】朱某，女，22岁。

患崩漏已年余，用乙黄周疗法，第一个月经周期尚正常，而第二个月经周期，因闭止三月余，行经又见血崩，量多色红，有大血块，头昏腰酸，心烦口渴，但大便溏泄，日行两次，脉细弦，舌质红，苔黄白，予以新加固经汤，去墨旱莲，加炒白术12g，砂仁（后下）5g，太子参20g，药服5剂，即有效地控制了出血，后采取补肾调周法治之，年内未见血崩。

2. 加减补气固经汤

【组成】党参15～30g　黄芪10～15g　炒白术12g　茯苓10g　砂仁（后下）5g　炒川续断、炒杜仲各10g　炒五灵脂、蒲黄各9g　血余炭10g　炙甘草5g

【功效】 补气健脾、摄血固经。

【主治】 治疗脾气虚的出血病证，月经量多、崩漏、月经先期，伴见神疲乏力，腹胀矢气，大便偏溏，短气懒言，经行色淡，无血块，脉象细弱，舌质淡红，苔白腻。

【用法】 出血时期服，每日1剂，水煎分两次服。

【方解】 本方药以沈金鳌所著的《妇科玉尺》中的补气固经丸为主。补气固经丸，又是四君子汤基础上发展而来。方中四君子汤是补气方药中的基本方，具有益气健脾、调养脾胃的作用。又加入黄芪，助党参以益气，且黄芪又有养血的作用，砂仁健脾固肠，有助参、苓以固经；加入炒续断、杜仲以补肾助阳，实质上亦为增强脾土而用，再入五灵脂、蒲黄以化瘀止血。

【加减】 若腹胀脘痞。纳食欠佳者，加入煨木香6～9g，广陈皮6g，炒谷芽9～15g；若腹胀有冷感、大病偏于溏泄者，加入煨木香6～9g，炮姜5g，六曲10g；若腹胀腹痛，痛则泻，泻则痛已者，加炒防风6g，白芍12g，煨木香6g，山楂10g。

【点评】 补气固经汤中参、术、砂仁是重要药物，必须予以重用。原方中人参一般以党参代之。

【验案】 张某，48岁。

患崩漏已两年，时崩时漏，偶或间断3～5天，继而又发作，经量较多，色淡红或有小血块，小腹胀坠，头晕腰酸，神疲乏力，短气懒言，面无华色，有时水肿，脘痞腹胀，矢气频作，大便稀溏，据述每次出血呈崩时，则大便溏泻增多，出血量少，持续不断，大便或软或正常，结婚24年，大生1胎，流产5次，上节育环后两年，因出血过多而取环，历经中西医治疗，西药用激素时能控制出血，停药后崩漏又作，稍劳累则出血增大，中药已用过九炭十灰，归脾补中益气等，效果多不满意。同时心烦寐差，烘热出汗，脉细弦，舌质 淡红，苔腻，予以加减补气固经汤，再入炮姜5g，鹿衔草30g，莲子心5g，煨木香9g，前后服药15剂，出血净后再予本方药加减一月得愈。

（刘丽敏　张 颖 整理）

抓住因果转化，灵活应用治崩三法

杨家林

杨家林（1937— ）教授、主任医师、博士生导师，享受国务院特殊津贴，第二批全国老中医药专家学术经验继承工作指导老师。擅长月经不调、子宫肌瘤、盆腔炎等妇科常见疾病的中医药防治。主持研究国家新药基金课题、四川省科委课题、四川省中医管理局课题多项，获四川省科技进步奖、四川省中医管理局中医药科技进步奖4项，取得中药三类新药证书1个。发表学术论文数十篇，承担人民卫生出版社组稿的《中医妇科学》的编著工作。

功能失调性子宫出血简称功血，属于中医学"崩漏"的范畴。临床上可见经血非时暴下不止或淋漓日久不净。前者称为"崩中"，后者谓之"漏下"，其临床表现虽然不同，但在疾病发展过程中常互相转化，可由崩而漏，或由漏而崩，或崩漏交替。在临床诊治中应抓住病因、病机，重视因果转化，灵活辨证论治。

一、病因虚实多变，当注意因果转化

崩漏属妇科疑难重症，临床表现为月经周期、经期、经量的严重失常，其病因多变，病机复杂，因果相干。其原发常见病因主要为热、瘀、虚，热则伏邪冲任，迫血妄行；瘀则瘀阻冲任，致血不归经；虚则脾虚统摄无权，不能制约经血，或肾阴虚不能镇守胞络相火，致血走而崩。在发病初期这些原发病因起着主导作用，但若病程日久，频繁过多的出血，致阴血丢失，气随血耗，阴随血伤，常致气阴两虚或气血两亏的证候，为疾病的标象，是上述病因导致的结果。此时气阴（血）两虚则上升为主要矛盾，由于气虚不能摄血或气虚血运迟滞留瘀，阴虚内热扰动血海或灼血成瘀，又可成为崩漏新的病因，日久难愈。治疗应根据因果转化，标本主次情况，适时治标治本，或标本同治，以阻断因果转化的不良循环。治标仅在暴崩之际，治本则在出血稍缓或血止后进行调治。

二、治崩首当益气，以固冲塞流为要

崩漏患者若出现阴道出血量多或暴崩不止，失血耗气，可致气血亏虚或气阴两虚，此时治疗当本着急则治其标的原则，以固冲塞流为要。根据"有形之血不能速生，无形之气所当急固"。认为气血互相维系，人身气根于血，血附于气，治疗首当通过益气升提，达到固冲止血之效。益气之品，应根据患者的素体及失血耗气伤阴的情况选用生脉散或举元煎以益气养阴或健脾益气。若素体阴虚，崩漏失血伤阴耗气，临症见阴道出血量多、色鲜红，伴头昏心慌，倦怠乏力，口干喜饮，手足心热，大便干燥，尿黄，舌红少苔等症。治疗当以益气养阴、凉血止血，方用生脉散合二至丸、四乌贼骨—芦茹丸加减。若气虚明显者加黄芪，易人参为西洋参，可酌加炒地榆、炒槐花、炒大蓟、炒小蓟、侧柏炭等以凉血固冲止血。若阴虚内热，灼血成瘀，症见阴道出血量多，色红块多，则加牡丹皮、茜草、益母草等凉血散瘀之品。若素体脾虚，气血不足，崩漏失血耗气，气血愈亏，症见阴道出血量多，色淡红，伴倦怠乏力，头昏心慌，纳少便溏，舌质淡，脉沉细等症，治当健脾益气摄血，方用举元煎加炒艾叶、炮姜炭、乌贼骨、仙鹤草等温经或固涩止血之品。若气虚血瘀，症见阴道出血量多，色淡红，夹大血块者，当酌加三七粉、血余炭、炒蒲黄、益母草等化瘀止血；夹湿者加薏苡仁、炒贯众以健脾除湿止血。若为青春期或更年期患者，或兼见头晕耳鸣、腰酸膝软等症，当合寿胎丸补肾益气，固冲止血。在止血治崩中，尤重益气药物的使用，强调"止血之品不可独用，必须于补气之中行止崩之法"，即在止血方中加入益气之品，通过摄血固冲，能明显增强止血之效。

三、治漏侧重化瘀，调气血以通为止

久漏多瘀，漏下难止，是为崩漏治疗的棘手之处。因漏下日久不净，导致崩漏的诸多病因都可通过因果转化而致瘀血内停。而瘀血为有形之邪，又可与导致崩漏的诸多原发病因交织为病，势必致使漏下病因虚实错杂，病情缠绵难愈，病势虽缓而症重。临床症见：阴道出血淋漓难净，或时有时无，色紫暗，可伴小腹疼痛不适，舌质暗红、边有瘀点或瘀斑，脉弦涩。治疗当紧紧抓住瘀血致漏这个主要病因，根据通因通用的原则，活血化瘀，以通为止，使血行瘀去，经血归循正道则漏下自止。用失笑散加益母草、茜草为基础方随症加减治疗。因瘀阻多有气滞，常加入调气之品，如枳壳、制香附、炙柴胡等，气行则血行，以增强活血化瘀之功。若瘀滞明显，症见阴道出血色紫暗或夹血块，伴小腹刺痛，面色晦暗，舌质暗红或有明显瘀斑者，治疗当选加三七粉、血余炭、生山楂等以增强活血化瘀之功。若出血日久兼夹湿热，症见阴道出血量少淋漓，色紫暗，夹黏液，味臭，伴下腹或腰骶部胀痛者，可合四妙散酌加炒地榆、炒贯众等以清热除湿止血。若因虚致瘀，症见阴道出血量少淋漓，色紫暗，伴小腹疼痛下坠，倦怠乏力，可合举元煎以益气化瘀止血。漏下经活血化瘀治疗后，由于瘀去血行，阴道出血有一个增多的过程，继而量少即止，若出血量增多如经量或持续不减时，应适时加用乌贼骨、煅龙骨、煅牡蛎等收涩止血而不留瘀之品，以促进尽快止血。

四、澄源针对病因，治本归根在于肾

崩漏出血势缓或血止后，应针对原发病因辨证施治以澄源。若血热者清热凉血、安冲止血，针对导致血热的病因，佐以养阴、疏肝或清利湿热。若气虚者，或健脾益气，或补肾益气，或脾肾同治。若血瘀者，活血化瘀，根据导致血瘀的病因，分别佐以疏肝、散寒、清热、益气之品。在辨证施治的基础上，强调治本重在补肾，并根据患者年龄兼顾肝脾进行调治。青春期患者多因先天肾气未充，治疗以补肾益气，调补冲任为主，并注意养血益气培其源，常用寿胎丸合八珍汤加减。生育年龄患者多有肝郁肾虚，因经、孕、产、乳数伤于血，肝血不足，肝气易郁，加之房劳多产（流产）易致肾精气亏损，治当疏肝补肾，调理冲任，方用逍遥散或四逆散合寿胎丸加减。更年期患者因肾气渐衰，冲任亏虚，治以补肾健脾、调固冲任，补肾以益精气为主，健脾以充养先天，常用寿胎丸合四君子汤加减。因肾为天癸之源，月经冲任之本，故调经治本，归根在肾，补肾当贯穿始终，通过养肾气以安血之室，使经血藏泻有度。

附：秘验方介绍

1. 生脉二至坤茜汤

【组成】太子参30g　麦冬15g　五味子10g　女贞子15g　旱莲草15g　生地10g　白芍15g　枸杞子10g　地骨皮15g　茜草10g　益母草15g　炒地榆15g　炒蒲黄10g

【功效】益气养阴，凉血、化瘀、止血。

【主治】气阴两虚、血热所致的功能失调性子宫出血。症见经色鲜红质稠、热感，心烦口干，手足心热，气短心慌或肢软乏力，舌质红，脉细弱无力。

【用法】经期或出血期服用，水煎服，日5～6次，日1剂。

【方解】方中太子参、麦冬、五味子合用益气养阴；女贞子、旱莲草、枸杞子补肾育阴；生地黄、白芍、地骨皮清热凉血、养血调经；茜草、炒地榆、炒蒲黄、益母草合用以凉血止血、活血调经；全方诸药合用共奏益气养阴、凉血化瘀止血之功效。

【加减】热甚可加黄芩10g，或制大黄10g凉血化瘀止血；出血量多可加仙鹤草30g收敛止血。

【点评】对于气阴两虚血热夹瘀之月经提前、月经量多、经期延长、崩漏等，可应用本方，因其止血之力强而收到良好的止血效果。

【验案】刘某，女，16岁。1998年8月13日初诊。

月经紊乱1年，阴道持续出血25天，量多3天。患者12岁初潮，既往月经基本正常。近1年出现月经紊乱，周期15～23天，经期10～15天，经量偏多，色红夹块。25天前月经提前10天来潮，开始阴道出血量中，如正常月经，色红无块，经行第5天因剧烈活动后阴道出血突然增多，色红，夹块，服中成药后出血减少，但继后出血仍时多时少，近3天阴道出血又增多，色红，夹血块。患者诉倦怠乏力，手足心热，口干喜饮，腰酸不适，舌质红，少苔，脉细数。B超：子宫附件（－）。中医诊断：崩漏。辨证：肾虚血热，冲任失固，气阴亏虚。治法：益气养阴，补肾固冲止血。方药：生脉二至合寿胎丸加减。太子参30g，麦冬15g，五味子12g，女贞子15g，旱莲草15g，续断18g，桑寄生15g，菟丝子15g，阿胶12g（烊化兑服），益母草15g，茜草12g，炒槐花12g，炒地榆15g。4剂，水煎服，日1剂。

二诊：服药4剂后阴道出血明显减少，时有时无，色红无块，精神好转，手足心热、口干喜饮、腰酸不适等症明显减轻，舌脉同前。中药继服上方加乌贼骨24g，3剂，水煎服，日1剂。

服药后阴道出血已净，上述诸症基本消失。继后予寿胎二至丸合清经散调治两月余，月经周期、经期、经量正常，随访3月未复发。

2. 举元寿胎坤茜汤

【组成】党参30g　黄芪18g　白术10g　炒升麻10g　桑寄生15g　菟丝子15g　川续断18g　阿胶10g　炒地榆15g　炒蒲黄10g　益母草15g　茜草10g　炒艾叶10g

【功效】健脾益气，补肾、固冲、止血。

【主治】脾肾气虚、冲任失固所致的月经量多、崩漏等病，症见经色淡，质清稀，神倦乏力，腰膝酸软等脾肾气虚见证。

【用法】经期或出血期服用，水煎服，每日3次，两天1剂。

【方解】本方由举元煎合寿胎丸加减组方。方中党参、黄芪、白术补中益气，黄芪、升麻升阳举陷，摄血统血固冲；桑寄生、菟丝子、续断、阿胶补肾益气，固冲止血，炒地榆凉血止血，蒲黄、益母草、茜草凉血化瘀止血，艾叶温经止血，共奏健脾益气、补肾固冲止血之功效。

【加减】脾肾气虚，气损及阳出现腰部或小腹冷痛可加炮姜炭10g，补骨脂10g，温经止血；出血量多可加仙鹤草30g收涩止血；气虚甚者可用红参15g易党参；无瘀证可加收涩止血之乌贼骨18g，龙骨15g，牡蛎15g。

【点评】脾主中气，主统血摄血，肾主闭藏，若脾气虚弱统摄无权，或肾虚闭藏失职，冲任失固可导致月经量多、崩漏。多见于青春期或更年期或多次流产手术后妇女。临床应用本方辨证施治多可奏效。

（衣尚国　整理）

崩漏辨证论治 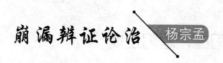 杨宗孟

杨宗孟（1927—2011），长春中医药大学终身教授，首批全国老中医药专家学术经验继承工作指导老师，享受国务院特殊津贴。从医60余年，造诣精深，在治疗崩漏、不孕症、盆腔炎、卵巢早衰等方面积累了丰富的经验。主持研究的新药"女宝"，获吉林省科技进步三等奖及第36届国际尤里卡银牌奖。参与编写《中医妇科学》及《中医妇科学讲义》等教材。

崩漏无论是表现为来势急、出血量多的崩，还是来势缓、出血量少、淋漓不断的漏，均以失血为主，故止血是治疗本病的当务之急，即"留得一分血，便是留得一分气"，在临床治疗中。杨老将崩漏分为肝肾阴虚、脾肾阳虚和气滞血瘀、脾虚有湿4型进行论治。

一、肝肾阴虚，补肾固冲

盖阴主精血，阳主气火，阴本涵阳，今阴本不足，则阳独盛，迫血妄行而成崩漏。推其脏腑，不外肝、肾二脏为主。肝藏血，主疏泄，肝气平和，气机条畅，肾为冲任之本，肾精充足，冲任始能通盛，肾虚则精亏血少，肝郁则化火生风。肝肾阴虚，疏泄于下，热迫血海，即所谓"风动、木摇、火燃、水沸"，"阴虚阳搏谓之崩"。此类崩漏多先有将息失宜或情志不遂，抑郁不伸，引动包络阳气内动，耗损心营肾水，以致心肾阴虚，不能镇守包络命门之火，导致肝郁肾虚。肝郁化热，疏泄于下，肾阴不足，封藏失职，热迫血海，损伤冲任而发为崩漏。临证多见经血非时而下，量多，色鲜红，质黏稠或有血块，伴有腰膝酸软，五心烦热，夜寐多梦，头晕耳鸣，便结溲赤，舌红、苔薄黄或无，脉细数或细弦。治宜清肝补肾、滋水涵木，

方用调经汤。

二、脾肾阳虚，温阳止崩

月经病以肝肾阴虚居多，但肝肾阴虚亦非永恒不变，当血下量多，或日久不止，因血脱气陷，阳气郁遏内闭，即可转为脾肾阳虚。此类崩漏素本劳倦伤脾，或思虑饥饱伤脾，或肝肾阴虚日久不愈，血下量多，因血脱气陷，阳气郁遏内闭，又可转为脾肾阳虚，血走如崩。临证多见阴道流血日久，量多，色暗淡不鲜，质稀无块，伴气短乏力，形寒肢冷，神疲，纳差，小溲清长，大便溏薄，舌淡、苔薄白，脉虚细。治以益气升阳，大补奇经，方用补中益气汤加减。

三、气滞血瘀，逐瘀调经

瘀血是引起崩漏的重要原因之一，但久崩久漏多兼瘀滞，如河水泛滥，泥沙俱下，久之河道未有不淤塞者。此类崩漏多素有停瘀，或经期、产后余血未尽，又感外邪，余血停滞，结而成瘀，瘀久化热，瘀热互结，阻滞胞络，血不循经，相搏而下，而致崩中漏下。临证多见经血非时而下，淋漓不净，涩滞难行，量少，色紫暗，或突然大下，夹有血块，伴小腹疼痛拒按，两乳胀痛，情志抑郁，色紫暗或有瘀点，脉涩或弦涩有力。治崩漏虽首当"塞流"，但塞流并非不辨证因，单纯止血，否则愈塞流则崩愈甚。须详察有瘀无瘀，强调"求因为主，止血为辅"，在非大失血情况下，治当活血化瘀、固冲止血。方用生地大黄汤加减。

四、脾虚有湿，升阳除湿

脾阳不振，湿气不化，阳不升浊不分流，水湿内停，除月经不调，还表现有肢体面目虚浮，大便溏泄，带下量多，舌体胖大，苔白厚等。治以升阳除湿，调经种子之法。方以调经升阳除湿汤。本方出自李杲《兰室秘藏》，《医宗金鉴·妇科心法》以其治疗夹水水泻崩漏。方中所用诸药，羌活、独活、防风、藁本、蔓荆子等辛苦温祛风，有升阳除湿之效。虽风药较多，但用量不多，取其辛散升浮作用，因扶脾胃，升阳气，不宜厚重，总宜轻浮，引清气上行，使清气升而浊气降，湿气亦随之宣化。即用风药以升清阳，用风药以胜其湿。李杲曾说："苍术别有雄壮上行之气，能除湿，下安太阴，使邪气不传入脾"，故湿气困脾，苍术是必用之药。升麻合柴胡，一引阳明清气上行，一引少阳清气上行，则清阳升发生长之气旺盛。《黄帝内经》云："形不足者，温之以气"，黄芪、炙甘草味甘补气，配伍升麻，柴胡升引阳明和少阳的清气上行，共达补中升阳之功。黄芪与当归益气生血，即当归补血汤之意。治疗月经不调大失血，止血乃当务之急，然单纯止涩，如抽刀断水，塞而不止。气为血帅，有形之血不能速生，无形之气所当急固。故选用调经升阳除湿汤补气升阳除湿，使血随气升，统摄有权而血不止。此方乃标本兼顾，塞流澄源复旧之法，然所用药物品种及剂量应随病势进退加减。

◐ 附：秘验方介绍

1. 调经汤

【组成】 女贞子30g 旱莲草25g 山茱萸10g 生地黄15g 白芍15g 乌梅15g 侧柏叶20g 赤石脂20g 地榆30g 黄芩15g 荆芥15g 甘草10g

【功效】 清肝补肾、滋水涵木。

【主治】 肝肾阴虚崩漏。症见经血非时而下，量多，色鲜红，质黏稠或有血块，伴有腰膝酸软，五心烦热，夜寐多梦，头晕耳鸣，便结溲赤，舌红、苔薄黄或无，脉细数或细弦。

【用法】 水煎服，每日1剂。

【方解】方中女贞子、旱莲草滋肝补肾；赤石脂、地榆固涩冲任；白芍、乌梅酸敛肝阴；黄芩、侧柏叶等苦寒清泻肝火、山茱萸味酸性温，固涩滑脱，同时，酸苦涌泄为阴，不仅能清泄肝火、涩敛肝阳，还可以加强女贞子、墨旱莲补阴的作用。少佐荆芥以生发肝阳发散郁火。

【加减】兼气虚者酌加黄芪15~30g，下焦阳虚者加鹿角胶15g，炮姜10g。头晕耳鸣，烦躁易怒，颜面潮红加龙骨、牡蛎各25g，龟板15g。

【点评】肝藏血，主疏泄，喜条达，肝血充盛，肝气平和，气机条畅，月经正常。如因忧思郁怒，损伤肝气，木郁不达，郁遏于下，使疏泄太过，导致月经病。"木郁达之，火郁发之。"肝为刚脏，体阴而用阳。王孟英指出："理气不可徒以香燥也，盖郁怒为情志之火，频服香燥，则营阴愈耗矣"。治肝应养肝血，滋肾水，以涵肝木，故对肝郁化火之月经病常采用清肝补肾法治疗。

【验案】王某，女，40岁。2008年3月22日初诊。

月经不调半年，阴道流血11天。近半年周期缩短，经行十余天方净，伴头晕耳鸣。末次月经3月11日来潮，持续至就诊日仍未净。形体较瘦，头晕面赤，腰酸膝软，心烦少寐，手足心热，大便燥结，小便短赤，舌淡红无苔，脉弦细而数。本证由于起居失节或情志不遂，肝郁化热，耗伤真阴，阴虚失守，虚火动血，迫血妄行，子宫藏泻无度，遂致崩漏。治宜补肝肾，调冲任。处方：女贞子50g，熟地黄25g，山药25g，乌梅15g，地榆50g，麦冬25g，旱莲草25g，黄柏10g，龟甲胶15g，鹿角胶15g，甘草10g。服药2剂即血少，3剂血止，继用此方随症加减调治三四个月后，诸症悉除。

2. 补中益气汤加减

【组成】党参25g　补骨脂15g　黄芪30g　白术15g　肉桂10g　升麻10g　柴胡15g　乌贼骨40g　茜草10g　山药10g　甘草10g

【功效】补肾健脾、止血调经。

【主治】崩漏脾肾阳虚型。症见阴道流血日久，量多，色暗淡不鲜，质稀无块，伴气短乏力，形寒肢冷，神疲，纳差，小溲清长，大便溏薄，舌淡，苔薄白，脉虚细。

【用法】水煎服，每日1剂。

【方解】党参、黄芪等补中益气；肉桂、补骨脂补肾壮阳；升麻、柴胡升阳举陷；茜草、乌贼骨等固涩止血，全方共奏补肾健脾、止血调经之功效。

【加减】严重之气虚下陷者，可致血量如崩，每可见虚脱征象，可加入大量血肉有情之品，如鹿角胶、龟甲胶、阿胶等以补阴精，固冲任。

【点评】本方治疗脾肾阳虚之崩漏尤其偏于脾虚中气下陷之证。阴道流血量多日久者多现此证，屡用屡验。

【验案】张某，女，20岁，未婚，2005年9月16日初诊。

阴道流血32天，量多两天。自述既往月经周期正常，末次月经2005年8月2日，周期30天，量色正常，4天净。8月15日无明显诱因阴道流血，至今未净，量时多时少，近两天阴道流血量多如注，色淡红，无块，无腹痛，伴头晕，乏力，食少纳呆，诊见神情倦怠。诊断为崩漏。治宜补肾健脾、止血调经。药用：党参25g，黄芪30g，白术15g，升麻10g，柴胡15g，陈皮10g，甘草10g，当归15g，白芍25g，鹿角胶15g，龟板胶15g，阿胶15g，除三胶均烊化后冲服外，上药8剂水煎服。

服后阴道流血已净，诸症明显好转，舌质淡红，苔薄白，脉缓弱。于上方中去阿胶、龟板胶、鹿角胶后继服4剂，水煎服。诸症悉除而病愈。

3. 生地大黄汤

【组成】生地黄20g 大黄10g 赤芍15g 牡丹皮15g 桃仁15g 当归10g 蒲黄15g 三七10g 香附10g 甘草10g

【功效】活血化瘀、固冲止血。

【主治】气滞血瘀型崩漏。症见经血非时而下，淋漓不净，涩滞难行，量少，色紫暗，或突然大下，夹有血块，伴小腹疼痛拒按，两乳胀痛，情志抑郁，色紫暗或有瘀点，脉涩或弦涩有力。

【用法】水煎服，每日1剂。

【方解】生地黄甘寒，养阴凉营止血，大黄苦寒直折祛瘀；且生地黄补虚，守而不走，大黄泻实，走而不守，两者配用，则动静结合，开合相济；生地黄得大黄，则养阴而不滞腻，止血而无留瘀之弊，大黄得地黄则清泄而不伤阴，逐瘀而少耗血之虑。当归、桃仁、赤芍祛瘀止痛；牡丹皮行血泻火；三七、蒲黄等加强涤荡瘀滞之功；香附理气行滞。诸药各司其职，共奏逐瘀调经、固冲止血之功效。

【加减】腹痛明显可加延胡索、川楝子各15g。若兼见口渴心烦、大便干结等瘀热之象，酌加黄芩、栀子各15g，益母草30g。

【点评】用此方时需仔细辨证，切勿将气虚夹瘀、因寒至瘀与此证混淆而过用活血化瘀之品，后者只需酌加活血止血之品即可。

【验案】郑某，女，28岁。2006年4月11日初诊。

月经不调4个月，阴道流血10天。平素月经周期28～30天，量色正常。近4个月周期40～60天，经期10～20天，量多，色红，有块，经行小腹胀痛，经前乳房胀痛。末次月经2006年4月1日，量时多时少，色鲜有块，伴小腹胀痛灼热拒按，块下后痛稍减，腰部酸痛，烦热自汗，口干苦不欲饮，便秘溲黄，脉滑数较大，浮中明显，舌红隐青，苔黄薄腻。诊断崩漏，治宜育阴潜阳、祛瘀止痛固冲。方用生地大黄汤加味。生地黄20g，大黄炭10g，炒蒲黄15g，炒五灵脂15g　当归15g，川芎10g，茜草10g，乌贼骨40g，女贞子50g，旱莲草50g，牡蛎、龙骨各25g，甘草10g，12剂水煎服。

服完后血止，舌淡红略黯，苔薄白。继以八珍益母丸调理而愈。

4. 调经升阳除湿汤

【组成】黄芪10g　甘草10g　升麻10g　荆芥10g　柴胡10g　当归10g　苍术10g　羌活10g　独活10g　藁本10g　蔓荆子10g　防风10g

【功效】升阳除湿、调经止血。

【主治】脾虚有湿型崩漏。症见经血非时而下，淋漓不净，肢体面目虚浮，大便溏泄，带下量多，舌体胖大，苔白厚。

【用法】水煎服，每日1剂。

【方解】方中所用诸药，羌活、独活、防风、藁本、蔓荆子等辛苦温祛风，有升阳除湿之效。苍术燥湿健脾，黄芪、炙甘草味甘补气，配伍升麻、柴胡升引阳明和少阳的清气上行，共达补中升阳之功。黄芪与当归益气生血，即当归补血汤之意。

【加减】若神疲气短，小腹空坠，可加党参25g，白术15g以健脾益气。

【点评】本方出自李杲《兰室秘藏》，《医宗金鉴·妇科心法》以其治疗夹水水泻崩漏。虽风药较多，但用量不多，取其辛散升浮作用，因扶脾胃，升阳气，不宜厚重，总宜轻浮，引清气上行，使清气升而浊气降，湿气亦随之宣化。即用风药以升清阳，用风药以胜其湿。

【验案】汪某，女，27岁，已婚。2007年4月6日初诊。

阴道流血15天，量多3天。自述末次月经2007年3月13日，周期42天，量少，色淡，5天净，净后于2007年3月23日无明显诱因阴道流血，量中等，近3天阴道流血量增多，色红，无块，无腹痛，倦怠乏力，嗜卧，食少纳呆，气短。平素带下量多，色白，无味。诊见面色萎黄，神情倦怠，形体肥胖，舌质淡白，苔白根腻，舌体胖大，脉沉缓。诊断为崩漏。治宜健脾升阳、除湿止崩。方药：羌活10g，苍术10g，升麻15g，柴胡10g，黄芪30g，炙甘草10g，当归15g，独活10g，藁本10g，蔓荆子10g，防风10g，8剂水煎服。

服上药后阴道流血已净1天，上述诸症明显好转，改投补中益气汤加女贞子50g，旱莲草25g，4剂水煎服后，病愈。

（刘丽敏 整理）

辨证治疗
出血性月经病

张文阁

张文阁（1937—2008），出身于中医世家，自幼受其祖父研医的熏陶而喜好岐黄。1963年毕业于北京中医学院，后分配到陕西中医学院协助韩天佑老中医创建了妇科教研室，任教研室主任直到1997年退休，国家级名中医，第二批全国老中医药专家学术经验继承工作指导老师。张文阁教授从事医、教、研工作30余载，其治学严谨，从医方精药简，尤在妇科病的诊治中有独到的见解。

"崩漏"是妇科出血性的疾患。"月经先期""月经量多"是妇科具有出血倾向性的疾患。月经先期、月经量多和崩漏三者，只是病势的不同，是疾病发展的不同阶段，"先期""量多"往往是崩漏的先导。《河间六书》说："天癸即行，皆从厥阴论之"，说明中年妇女，由于月经、胎产、哺乳等特点，情志易于激动，常使肝气郁滞；又中年时数伤于血，而肝为藏血之脏，血伤则肝失所养，肝失血养则肝气益郁，两因相感，恶性循环，肝郁血虚日甚一日，久则郁而化热，热伏冲任，扰动血海，迫血妄行，冲任失调，血海不固，轻则月经先期、量多，重则崩漏。其治虽皆重在肝，以丹栀逍遥散加减主之，但由于临床表现不尽相同，不仅在治法上，各有侧重，在主方的加减变化应用上也各有所异。

一、月经先期，重在清解

月经先期是从月经周期提前7天以上为主要表现的月经病之一，具有出血倾向的疾患。其发病机制常见有气虚统血失权，冲任不固及血热扰及冲任，血海不宁而致。

月经先期，重在清解。清者，清泄肝热也，解者，解肝之郁也。

热清，可助解郁，郁解，则肝自舒畅条达，藏血功能恢复，疏泄自然正常，郁之不存，郁热源断，热自清矣。况丹栀逍遥散中有丹皮、栀子可清热凉血，故热去更速，血海宁静，经讯如期，恙疾自平。

中年妇女发生的月经先期又以肝经郁热所致者多，此因中年妇女由于经、孕、产、乳等生理活动都以血为用，加之操持家务、扶养孩子、完成事业等，情志易于激动，常使肝气郁滞。肝藏血主疏泄，肝气伏郁则影响藏血功能，久则郁而化热，热扰冲任，血海不宁而月经失调，故易发生月经先期，治疗重在清解。常用丹栀逍遥散化裁，以丹皮、栀子清肝热；酌加枳壳、郁金、香附解肝郁。认为热清可助郁解，郁解肝自疏畅，藏血恢复，血海宁静，经自调正。

二、月经量多，重在清调

月经过多亦为妇科出血性倾向的疾患，临床以血热发病者多。结合发病患者的年龄，认为本病发生以中年妇女者为多。究其发病原因多由肝失血养或肝郁化热而致。中年女性时值数伤于血，肝为藏血之脏，血伤则肝失所养，肝气抑郁，两因相感，恶性循环，郁久必易化热，热伏冲任，扰动血海，迫血妄行，则发经量增多。

月经量多，重在清调。清者，清泄，清肝泄热凉血也，调者，调理冲任摄纳血海也。舒肝解郁，清泄肝热，恢复肝的正常生理功能，使郁热无由以生，断其源、废其本，调理冲、任二脉，使其恢复司化月经，摄纳血海的正常功能，则血不妄行矣。若月经先期兼有月经量多者，亦当用清调之法。

临证用药除选用丹皮、焦栀子外，又常配川楝子、黄芩等清泄肝热；调者，调理冲任摄纳血海。针对经血量多，宜选用生地、卷柏、地骨皮、阿胶、旱莲草等凉血益阴、止血调冲之品。认为清、调结合可使郁热无由以生，断其源，废其本，冲、任二脉得以调理，恢复司化月经、摄纳血海之功能，则血必不妄行矣。

⚪ 三、崩中漏下，重在清固

崩漏乃属妇科出血性病证，较之月经先期、月经量多来说，其病势为急，病情为重，但相互间又有着密切关系，可以说是月经病发展的不同阶段，"先期""量多"常常是崩漏的先导。

崩漏一症，当重在清固。清之为义，已如前述。固者，固止也。即一方面要清肝泻热，以澄源而治其本；另一方面要固冲止血，以塞流而治其标。若此，澄源与塞流并施，治标与治本兼顾，澄源治本，可使热清郁解，而不耗血伤肝，塞疏治标，可使血止，又能养肝、柔肝、疏肝，二者相辅相成，相得益彰。临证时，澄源与塞流何主何次，要视当时具体情况而定。若出血量特多，则应治其标，塞流止血为主；若出血不多，则澄源以治其本，清热泄肝凉血固冲为主，但亦应勿忘止血，若出血量较多，则当标本兼顾。

对中年妇女所发肝热之崩漏，要注意月经变化过程。在治疗中侧重清固，清仍以清肝泄热为前提；固在于固冲止血。用药上认为肝热之月经先期，一般不必用止血之品，而肝热崩漏出血不止，则必用止血之药。选止血药时应注意两点：一为凉血止血，如黑栀子、生地炭、炒丹皮、炒地榆、藕节灰等；二为化瘀止血药，因肝郁必有瘀血阻滞，故常选茜草根、血余炭、三七粉、乌贼骨、大黄炭等，使热清郁解而不耗血伤肝，又使血止而能养肝、柔肝、疏肝，二者相辅相成，相得益彰。

⚪ 附：秘验方介绍

加减丹栀逍遥散

【组成】当归9g　赤、白芍各9g　北柴胡9g　茯苓12g　炒白术9g　炒丹皮12g　焦栀子9g　炙甘草3g

【功效】疏肝清热、理气调经。

【主治】月经先期、月经量多、崩漏等妇科具有出血倾向性的疾病。

【用法】每日1剂，水煎两次，取汁200ml，早晚分服，连续用药6个月为1个疗程。

【方解】逍遥散疏肝理气调经，丹皮、栀子清肝热，故热去更速，血海宁静，经讯如期，恙疾自平。丹栀逍遥散中去煨姜，避其温燥，去薄荷，嫌其辛散。

【点评】对妇女所发肝热之崩漏，在治疗中侧重清固，清仍以清肝泄热为前提；固在于固冲止血。用药上肝热之月经先期，一般不必用止血之品，而肝热崩漏出血不止，则必用止血之药。选止血药时应注意两点：一为凉血止血，如黑栀子、生地炭、炒丹皮、炒地榆、藕节灰等；二为化瘀止血药，因肝郁必有瘀血阻滞，故常选茜草根、血余炭、三七粉、乌贼骨、大黄炭等，使热清郁解而不耗血伤肝，又使血止而能养肝、柔肝、疏肝，二者相辅相成，相得益彰。

【验案】李某，女，37岁。1996年4月15日初诊。

患者以往月经规律，缘自1995年12月份与人因事争怒，心情不快，郁积在胸，常感胸闷心烦，两胁发胀，口苦口干，咽喉干燥，手足心热。于1996年元月18日月经提前6天来潮，经行6天净，色紫红有块，小腹胀痛，时未在意，2月份又提前8天而至，曾就诊厂卫生所，给服"妇科十味片"两瓶，但无效。月经又于3月4日提前9天来潮。本次月经3月22日潮后至今20余日不止，量时多时少，色暗有块，小腹胀痛，胸部闷胀，时欲叹息，纳谷不香，心烦易怒，手足心热，头晕耳鸣，目涩咽干，舌尖红苔薄黄，脉弦数。依据此月经史的变化，分析证属肝郁日久化热，血热妄行，扰动血海，冲任不固，先发月经先期，渐至崩漏而成。治宜清肝泄热、理气化瘀、固冲止血。处方：炒丹皮、黑栀子、秦当归、赤白芍、炒白术、北柴胡各9g，云茯苓、醋香附、广郁金、茜草根、紫珠草各13g，乌贼骨15g，3剂，水煎服，服后出血量明显减少，其他症状均减轻，嘱其上方再服3剂。

5月3日复诊述，出血已止，精神好转，仍感胸闷，小腹发胀，腰略酸困，舌尖暗红，脉滑稍数。再投疏肝清热，调经固冲之剂：炒丹皮、秦当归、北柴胡、泽兰叶各9g，生地、制香附、阿胶珠、广郁香、赤芍药各12g，益母草15g，川芎、炙甘草各6g，4剂以治本。月经于5月25日来潮，色深红，经行5天净，小腹胀痛不明显，至此以后月经恢复正常。

（金　影　整理）

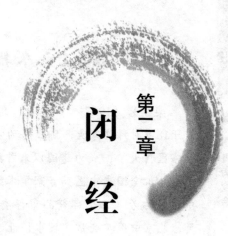

第二章

闭经

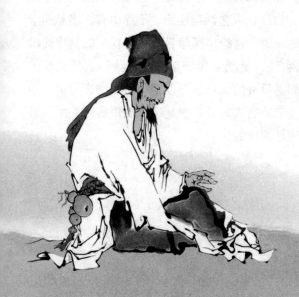

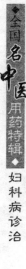

病证互参辨治闭经　柴嵩岩

柴嵩岩（1927— ），女，现为北京中医医院主任医师、教授。柴老于18岁时拜伤寒大师陈慎吾为师，研习中医典籍及临证，后又就读于北京医科大学，成为建国以来首批中医学习西医学员。已行医60余年，是第二批全国老中医药专家学术经验继承工作指导老师，获全国名"老中医"称号，卫生部药品审评委员会委员，北京市药品审评委员会委员，北京中医学会常务理事，北京市中医学会主任委员。

　　闭经为中医学的疾病，而在西医学中则是许多疾病中的一个症状，常见于西医学的"多囊卵巢综合征""卵巢早衰""高催乳激素血症"等疾病。上述疾病均为妇科临床之疑难疾病，治疗中有许多悬而未解的问题及一些无法解释的现象。这给中医学针对上述疾病的治疗提供了空间。经过大量的临床实践，发现多囊卵巢综合征胰岛素抵抗严重者，以脾肾阳虚型常见；卵巢早衰的常见证型以肾之阴阳虚衰为主，涉及肝脾不足及阳明热盛等因素；高催乳激素血症以毒热炽盛有关。在辨证治疗上述病症中取得了明显的疗效。

♺ 附：秘验方介绍

1. 治高催乳激素血症经验方

　　【组成】 菊花15g　金银花15g　钩藤10g　月季花6g　玉竹12g 川芎5g　川贝母6g　石斛12g　桑寄生20g　夏枯草12g　益母草10g 泽泻6g

　　【功效】 清热解毒、益肾调经。泌乳者兼以清肝泄热，合并垂体腺瘤者兼以消肿散结。

【主治】高催乳激素血症。

【用法】每日1剂，水煎两次，取汁200ml，早晚分服，连续用药6个月为1个疗程。

【方解】本方以清热解毒药为主，因本病病位在上，方中金银花、菊花、钩藤等轻清走上，使药直达病所；月季花、川芎、益母草行气理血脉；玉竹、石斛去脾热，夏枯草清肝火；川贝母化痰散结；桑寄生、泽泻补肾。全方补肾疏肝、清热解毒而通经。

【加减】可随证加减。

【点评】高催乳激素血症的病症表现为闭经、泌乳。闭经需通利，泌乳需收敛，治疗这一矛盾状态，既不能单纯收敛，又不能过于发散。在血分者，行血理血脉；在气分者，理气调整气机升降，即行血理气以调经。用月季花、川芎、玫瑰花、泽兰、益母草等加香附行气而理血脉；用合欢皮、桔梗、枳壳加川贝母理气而调整气机。合并泌乳是高催乳激素血症常见病症，乳房是脾经所属，乳头又为肝经循行，治疗泌乳时清肝热、泄脾热。清肝热用菊花、夏枯草、绿萼梅等，泄脾热用玉竹、石斛、知母等。对合并垂体微腺瘤者常用桔梗、川贝母、夏枯草、连翘等消肿散结之品。

2. 治多囊卵巢综合征经验方

【组成】菟丝子12g　车前子10g　仙灵脾10g　杜仲10g　当归10g　桃仁10g　生薏仁15g　川芎3g

【功效】益肾健脾、养血通利。

【主治】多囊卵巢综合征。

【用法】每日1剂，水煎两次，取汁200ml，早晚分服，连续用药6个月为1个疗程。确定排卵或妊娠后立即停药。

【方解】方中以菟丝子、车前子为君药，益肾健脾、通利化痰；配以当归、桃仁养血化瘀散结消滞；佐以薏苡仁、杜仲、仙灵脾补脾温肾化痰利水；以川芎下行血海，引诸药以达病所。

【加减】可随证加减。

【点评】多囊卵巢综合征为一种病理生理变化涉及广泛的内分泌代谢性疾病。中医学虽无此病名，但不乏有对闭经的论述，归纳起来主要为肾阳衰、脾虚湿阻、阴血亏虚、瘀血阻滞。本方为柴老40多年临床经验方，具有益肾健脾、养血通经作用。

【验案】患者，女，35岁，已婚。初诊日期：2007年11月7日。

闭经8个月。患者因工作紧张，出现月经闭止。末次月经：2007年2月18日。曾到西医院检查：卵泡刺激素（FSH）15.65IU/L；促黄体生成激素（LH）6.25IU/L；雌二醇（E2）15.02pg/mL；孕酮（P）0.34ng/mL；催乳素（PRL）12.73ng/mL；睾酮（T）42.06 ng/mL。B超：子宫内膜4mm，双卵巢可见少许卵泡，未见优势卵泡。BBT单相偏低。伴腰膝酸软、双乳胀痛、带下量少，大便干燥2～3日一行。既往：初潮15岁5～7/28天，量中，痛经（+），工具避孕。舌嫩暗，苔薄白，脉沉细滑。辨证：肝肾阴亏，有伏热。治法：滋阴清热、养血调经。方药（经验方）：女贞子15g，杜仲10g，沙参20g，柴胡3g，川芎5g，山药15g，栝楼15g，地骨皮10g，青蒿6g，山茱萸肉10g，仙灵脾12g。14剂。水煎，日2剂。

二诊：2007年11月21日。药后腰酸症状缓解，感心烦急，大便已通畅，BBT单相平稳。舌肥嫩暗，苔薄白，脉弦滑。处方：旋覆花10g（包），车前子10g（包），丹参10g，茜草12g，桃仁10g，杜仲10g，香附10g，荷叶10g，川芎6g，玫瑰花4g，百合15g。14剂。

三诊：2007年12月5日。月经于2007年12月2日来潮，量不多，无腹痛，现仍然有少量阴道出血，二便如常。BBT经前有不典型双相（短黄体期）。舌淡暗，脉弦滑。处方：太子参12g，桂枝2g，川芎5g，香附10g，茯苓12g，薏苡仁10g，杜仲10g，蛇床子3g，当归10g，益母草6g。14剂。随访半年月经周期规律。

（金 影 整理）

辨证论治
闭经类月经失调

刘奉五

治疗闭经，强调既重视西医诊断又不能受其约束，以调理肝、脾、肾功能为主。将月经后错、稀发、量少、闭经者统属为闭经类月经失调。

一、肝郁气滞者舒肝解郁、理气通经

患者秉性多抑郁，肝气不舒，致气机阻滞，血行不畅，冲任受阻，以致经闭不行。证属肝郁气滞，血行受阻。症见月经量少，色黯，夹有血块，经行不畅，渐致闭经。伴小腹胀痛，胸胁胀闷，性急易怒，时作太息。舌苔正常或黯滞，脉弦或涩。治宜疏肝解郁、理气行血。选方以得生丹为主方加减：柴胡、川芎、当归、益母草、白芍、香附。兼见血虚者加熟地，血瘀者加桃仁、红花、丹参；肝郁化热见有口苦、烦躁者加丹皮、栀子；气滞明显者加延胡索。

二、肝热血滞者清肝泻火、降逆调经

患者平素肝肾阴亏，肝阳上亢，经血内闭，瘀血蕴热，肝热上逆，经血随热而上，不能下行。证属肝热上冲、血逆经闭，症见闭经或月经稀发，鼻衄，急躁易怒，口渴喜冷饮，目赤痛，头痛，燥热，自汗，舌红，脉滑数。经不下行则肝火益炽，故见头晕，腹痛，烦急易怒。肝火盛则肝气不能畅达，故见胸胁胀满；肝阳外泄则躁汗出，严重时肝火灼肺出现鼻衄。治宜清肝泻火、降逆调经。选方以当归龙荟丸加减：芦荟、龙胆草、牛膝、生地、益母草、泽兰。兼见胃热者加栝楼；兼见气滞者加枳壳，兼见肝热气逆者加枇杷叶；兼热迫血行鼻衄、牙龈出血者加白茅根；兼肝阳偏亢者加桑叶、菊花。

三、脾虚血亏者健脾益气、养血调经

患者饮食劳倦，损伤脾气，致使化源不足；或因久病产后而失血伤津，致使冲任血少，血海空虚，发为闭经。症见月经后期、量少，渐致经闭。伴面色萎黄，头目昏花，心悸怔忡，神疲肢软，纳差便溏。舌淡、苔薄少津，脉细缓无力。证属脾虚血亏，心气不足，治宜健脾益气、养血调经。选方以归脾汤加减：生芪、党参、白术、茯苓、远志、当归、木香、桂圆肉。兼见腹泻者加山药、莲肉；兼心血虚者加首乌藤，兼胃寒者加吴茱萸、炮姜；兼胃气逆者加苏梗。

四、阴虚胃燥者滋阴清胃、降逆调冲

患者平素多有阳气过盛，肝热上冲，导致胃中燥热，灼伤津液。阳明本为多气多血之经，下隶冲、任二脉。症见口干，渴欲饮水或渴欲冷饮，心胸烦闷，烦躁易怒，五心烦热，唇干，口疮，牙龈肿痛，手足汗出，大便干，小便黄，舌红，脉细数。证属阴虚胃燥、冲逆经闭，治宜滋阴清胃、降逆调冲。若阳明津液充实，则冲任精血满盈，月经能以时下。若阳明燥热过盛，津液枯竭，不能化为经血，轻者月经稀发后错，重者闭经数年不至。审其临床特点，虽为闭经，但无气血两虚之象，反而自觉口干舌燥，心胸烦闷，急躁多梦，甚者胸中发热，五心烦热。脉弦滑、沉取无力或滑数，一派阴虚血燥征象。为此而创立了瓜石汤（详见秘验方介绍）治疗阴虚胃热型、继发性闭经，滋阴清热、宽胸和胃、活血通经，通经率达67.3%，屡获良效。

五、血虚肾亏者养血生精、补肾调经

见于肾精亏损，精血不足的闭经，或产生大出血引起的席汉综合征。证见神疲，阴毛、腋毛、头发脱落，子宫萎缩，性欲减退，阴道分泌物减少，记忆力衰退，腰酸腿软，有时做人工周期疗法尚能行经，甚或不行经，有产后大出血史，或子宫发育不良史，舌淡，脉细缓或沉细。证属肾精亏损、精血不足，治宜养血生精、补肾调经。以四二五合方（详见秘验方介绍）为主方加减：当归、川芎、熟地、车前子、白芍、覆盆子、枸杞子、五味子、菟丝子、仙茅、仙灵脾。

六、阴虚血亏型滋阴养血、荣养冲任

见于阴血不足，冲任失养之闭经。患者平素肾气不足，或因房劳多产，损伤冲任，阴虚内热；阴血日枯，渐致闭经。症见低热，面颊潮红，五心烦热，失眠，盗汗，乏力，舌红，脉细数。症属阴血不足、冲任失养，治宜滋阴补血、荣养冲任。以四物、二至加味：当归、白芍、川芎、生地、麦冬、玄参、女贞子、旱莲草、牛膝。兼见阴精亏损所致阴道干涩，神疲，子宫小，可改用三胶四物汤（龟板胶、鹿角胶、阿胶、四物汤合方）。

七、寒凝者温经散寒、活血通经

见于寒伤冲任，经血凝结闭经。多因经期冒雨涉水，或过食生冷，感受寒邪，抟于冲任，血为寒凝，经脉不通而致闭经。症见面色青白、形寒肢冷，少腹冷痛，月经量少色黯，夹有血块，渐至闭经。小腹冷痛，得热痛减，畏寒肢冷，带下量多，色白清稀，面色青白，舌质淡、苔薄白。舌淡暗，脉沉紧。选方以温经汤加减：当归、川芎、桃仁、红花、吴茱萸、小茴香、肉桂、牛膝。

八、血瘀者活血化瘀、解凝通经

见于血瘀凝滞，经脉受阻之闭经。经期产后，余血未尽，或挟外感、内伤，致瘀血内阻，离经之血不除。症见平素经行量少色黯，腹部

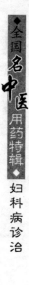

刺痛拒按，舌暗或有瘀斑，脉涩。证属血瘀凝滞、经脉受阻，治宜活血化瘀、解凝通经。以桃红四物汤加减：当归、川芎、桃仁、红花、香附、泽兰、赤白芍。兼见寒凝者加肉桂、炮姜；血瘀化热加丹皮；瘀血腹痛加五灵脂、蒲黄。

☾ 附：秘验方介绍

1. 四二五合方

【组成】当归、白芍各9g　川芎3g　熟地12g　覆盆子、菟丝子、五味子、车前子各9g　枸杞子15g　仙茅9g　仙灵脾、牛膝各12g

【功效】养血生精、补肾调经。

【主治】治疗阳虚精血亏虚型闭经病证，多见于分娩大失血后引起的席汉综合征。其他原因引起失血、大汗伤津、精血匮乏，出现闭经及上述证候者同样可用"四二五合方"治疗。

【服法】每日1剂，水煎两次，取汁200ml，早晚分服，连续用药6个月为1个疗程。

【方解】方中的四物汤养血滋阴，乃"为一切血病通用之方"。方用五子衍宗丸补益肾气，其中菟丝子补肾益精生髓，覆盆子固肾填精，枸杞子滋补肾阴，五味子大补五脏之气，更助补肾之力。车前子有下降利窍、活血通经之功，且能泄肾浊，补肾阴而生精，配合"二仙"以补肾壮阳，肾之阴阳双补，则肾气充实，肾精盈满，又与四物汤合方更加强养血益阴之效，精充血足，血海盈满，经血有源可复来。

【加减】肾阳虚明显者加肉苁蓉、巴戟天；肝寒呃逆者加吴茱萸、肉桂，兼见瘀血者加桃仁、红花；兼脾气虚者加生芪、党参；兼阴津不足、阴道干涩者加阿胶珠、紫河车。

【点评】治疗阳虚精血亏虚型闭经病证，专设"四二五合方"，于温肾补血之中寓通利之性，方中因有"四物""五子""二仙"而得名。

【验案】张某，女，30岁。1994年9月22日初诊。

患者于1993年8月28日足月分娩。因产后大出血致产后无乳，乏力气短，面色苍白，畏寒，阴道干涩，性欲冷淡，记忆力下降，逐渐出现毛发脱落，产后年余月经未潮。舌淡苔白，脉沉迟无力。妇科检查：子宫前倾，萎缩。西医诊断为席汉综合征。中医辨证为产后气血两虚、肾气亏损。宜补肾益气、养血调经治之。方药：党参30g，当归12g，川芎10g，炒白芍10g，砂仁3g，熟地15g，仙茅10g，仙灵脾15g，菟丝子10g，覆盆子10g，枸杞子10g，五味子10g，车前子10g，牛膝10g。连服20剂。

二诊：自觉气短乏力好转，食纳增加，时感少腹冷痛。上方再加肉桂3g，鹿角霜10g，以助温经壮阳之功。又进15剂，毛发不再脱落，且有新毛发逐渐长出，精神渐佳，阴道黏液增加，身寒亦轻。舌质淡，脉沉缓。

三诊：仍宗原方再加黄芪30g，牛膝10g，以助补气通经之力。此方又服15剂，自觉身无不适，月经终于11月下旬来潮，量中等，色暗红，行经5天净。为巩固疗效，追服上方10余剂。后经妇科检查，子宫恢复正常大小。月经周期40天左右，量色正常，行经5天净。

2. 瓜石汤

【组成】全栝楼15g　石斛12g　玄参9g　麦冬9g　生地12g　瞿麦12g　车前子9g（包）　益母草9g　黄连6g　牛膝12g

【功效】滋阴清热、宽胸和胃、活血通经。

【主治】治疗阴虚胃热型闭经、继发性闭经。

【服法】每日1剂，水煎两次，取汁200ml，早晚分服，连续用药6个月为1个疗程。

【方解】方中石斛及生地、玄参、麦冬养阴增液；前者尚有通痹之功（痹者，闭也）。栝楼、马尾连二药均入阳明，宽胸泻热而不伤阴液；益母草、瞿麦、牛膝活血通经，配合车前子引血下行，全方药性平和，无苦寒燥热之品；养阴与活血共用，补泻兼施，故可获得滋阴清热、宽胸和胃、活血通经之功，主治阴虚胃热所引起的血涸经闭。

【加减】胃热者加黄芩、枇杷叶、大黄、生石膏；肝热加龙胆草、栀子、竹茹或芦荟、木通、桑叶、菊花；血热加旱莲草、藕节、白茅根；气滞加柴胡、川楝子、枳壳、木香；血瘀加泽兰、红花、川芎、赤芍、桃仁；阴虚加沙参、枸杞子、白芍。

【点评】"瓜石汤"，是根据一些闭经病人平素阳气过盛、肝热上逆、灼伤阳明而立，并非一般所说气血两虚。阳明本为多气多血之经，下隶冲、任二脉。阳明燥热，津液枯竭，导致经闭，是屡见不鲜的。轻者可月经稀少或错后，重者可经闭数年。因而长服苦寒泻下之品并非所宜，所以在权衡泻火补血之利弊后，遵其法而调其方，逐渐摸索组成瓜石汤。方中栝楼甘寒润燥，宽胸利气；石斛甘淡微寒，益胃生津，本品悦脾益胃，肾虚胃热者用之最宜；辅以增液汤养阴；佐以马尾连清胃热护津液；益母草活血祛瘀；尤以瞿麦、车前子、牛膝三者合用，清热通经，引血下行。全方以重在"治阳明"为其特点。

【验案】刘某，女，25岁。于1978年8月10日初诊。

主诉：闭经3个月。现病史：平时月经延后，最长时达7个月之久，心中烦热，少腹发胀不适，大便干燥。曾服调经成药，效果不显。现症：舌尖红，脉细数。证属阴津不足，灼血伤经。治宜滋阴清热、养津化燥。方用瓜石汤加减：栝楼15g，石斛15g，生地15g，白芍15g，瞿麦12g，萹蓄12g，玄参15g，麦冬9g，马尾连9g，牛膝12g，益母草15g，2剂。

二诊：3月13日。服上方两剂，月经于12日来潮，大便转软，经量较往常增多，微有口干，脉滑，苔白。

（金　影　整理）

闭经证治分虚实 刘云鹏

临床所见闭经一症，有虚有实，虚者为肾亏血少，实者属气滞血瘀。病属实者，以祛邪为主，辨证施治时应明辨邪属气分血分，邪去则经自通；病属虚者，当从肾论治，佐以养血，待正气康复，血海满溢，闭经可愈。

一、实证攻邪法不同，明辨气血

闭经属实证者，多为气滞血瘀，使经脉通行不畅，故而经血闭而不通。临床多见于中年女性，继发者大半可见局部胀痛与麻木等实邪阻碍经脉通行之症，月经渐至闭而不行。邪实致病者，治疗当以祛邪为主。

（一）肝郁气滞

症见一直未行经，或月经渐至停闭不行，平素感胸部及两乳房胀痛，有时腰腹胀，纳食一般，或精神抑郁，或烦躁易怒，舌质红，苔薄白，脉沉弦。其证多因肝郁气滞，气血不调。治疗当以疏肝开郁、活血调经为主。用药多选：柴胡、当归、白芍、甘草、郁金、香附、川芎、益母草（经验方）。随症灵活加减，若肝郁乘脾、脾虚甚者，酌加党参、白术、茯苓益气健脾；若气滞日久、瘀血之象重者，酌加桃仁、红花、泽兰等祛瘀；若病久肾气有损，酌加枸杞子、菟丝子益肾养血；胀痛甚者，酌加木香、槟榔、青皮等理气消胀。

（二）瘀血阻滞

症见月经初潮未至，或月经量少渐至停闭。平素感腰腹疼痛，身重乏力，或伴有手指麻木感，舌暗，或有瘀点、瘀斑，苔薄白，脉涩滞不利。本证多因瘀血阻滞经脉胞宫，故使月经闭而不行，治疗当以活血祛瘀通经为其大法。多选用桃红四物汤或血府逐瘀汤加减进行治疗。常用药物：当归、生地、白芍、川芎、柴胡、牛膝、桔梗、枳壳、甘草、桃仁、红花。随症加减：瘀血腹痛重者，酌加丹参、五灵脂、蒲黄以活血化瘀；腰痛重者，酌加续断、巴戟天、牛膝以补肾活血止痛；胸腹作胀者，酌加青皮、木香、槟榔以理气消胀。

闭经属实证者多因气滞，抑或瘀血为患。气为血之帅，气行则血行，气滞则血凝。故气滞、瘀血多相兼为病。此类患者以中年居多，且不论原发性或继发性闭经，临床必见胸乳胀痛或小腹疼痛，故治疗实证闭经，常需调气活血，气顺血和，经通而诸症自愈。需注意的是，闭经之证，若病久多有伤脾肾，致使肾虚血少，成虚实错杂之证。故祛邪时随症应多配伍补肾养血、益气健脾之品，使邪气得去，冲任血脉亦充，则经血自调，闭经得愈。

二、虚证补肝肾益气血，从缓图功

此类患者，临床以青少年女子较多见，或因禀赋不足、多产房劳、久病及肾，致使肾精亏耗；或因久病伤于血、饮食劳倦忧思等伤于脾胃而生化乏源，终至冲任虚乏，无以充盛而闭经。临床多见月经一直未行，或初潮后不久，经量逐渐减少，以至经闭，且多伴头昏、腰痛等症。治疗时多从肾论治，或补益肝肾，或益气养血，使肝肾气血充盛，冲任血脉通畅，则经血自然通调畅达。

（一）肝肾不足

症见月经初潮不行，或经血量少渐至停闭不行。多伴有头晕耳鸣、腰酸膝软，育龄期妇女或有性欲淡漠，带少阴干，舌质淡红，苔薄或少，脉沉弦无力。本类闭经多因肝肾虚损，致使冲任血脉空虚而致月经停闭不行。治疗当以补益肝肾为其大法。常用药物：益母草、熟地、当归、丹参、茺蔚子、香附、川芎、白芍、枸杞子、覆盆子、五味子、白术、菟丝子、车前子、仙灵脾、牛膝、仙茅。随症加减：子宫发育不良者，酌加紫石英、紫河车粉以养肾益精；肾阴虚明显者，酌加女贞子、旱莲草以滋补肾阴；脾虚者，酌加党参、黄芪以益气健脾；夹有瘀象者，酌加桃仁、红花以活血逐瘀。

（二）气血虚弱

症见月经量少，渐至停闭不行。平素行经血量少，色淡，质稀，伴有头昏眼花，面色不华，神疲肢软，或心悸气短，失眠纳差，甚或毛脱发落，舌淡，苔薄，脉沉缓无力。本类患者多因气血不足，冲任亏乏，经血不得化生而致停闭。治疗时应以益气养血，补益冲任为其大法。药物常选用：黄芪、党参、白术、茯苓、炙甘草、当归、白芍、熟地、川芎、肉桂。随症加减运用：心悸失眠者，酌加柏子仁、枣仁以养血宁心安神；腰痛者，酌加杜仲、牛膝以补肾强腰；见胸腹作胀等气滞之象者，酌加香附、木香、砂仁以行气消滞；精血大亏见毛脱发落者，酌加紫河车粉、参茸粉等大补精血。

闭经属虚证者，或因肝肾虚损，或因气血不足，致使冲任血脉空虚，血海无法满溢，故而月经停闭不行。闭经属虚者难医，但究其大法，以补益肝肾、益气养血为主。治疗需从长计议，待正气康复，任通冲盛，血海满溢，则闭经可愈。

临床所见闭经，有虚有实，纯虚纯实者少见，多为虚实夹杂。无论虚实，究其根本，抑或血海不能满溢，抑或冲任血脉不畅，实者当以祛邪为主，但久病者，多应注重调理肝肾，补益气血，以使冲任血脉冲盛，血海满溢，经血有源。虚者当以益肝肾补气血为大法，但不可一味补益，虚者多病程迁延，经年日久，邪实滋生，应注意补中有泻，祛邪不碍扶正，使冲任气血旺盛，血脉畅通，则经血自然调而不闭。

附：秘验方介绍

1. 调经一号方

【组成】柴胡9g 当归9g 白芍9g 甘草3g 香附12g 郁金9g 川芎9g 益母草15g

【功效】疏肝开郁、理气活血。

【主治】经前胸乳作胀，喜呃逆叹息，脉沉弦软，舌质淡红，舌苔薄黄或薄白等证属肝郁气滞者。

【用法】水煎服，每日1剂。连服3～6个月。

【方解】本方是一首疏肝开郁、理气活血调经的方剂，适用于肝气郁结所致的诸症。方中柴胡、当归、白芍疏肝解郁，香附、郁金理气疏肝，主治胸乳胀，川芎、益母草行气活血调经，甘草调和诸药。主治经前肝气郁结，肝气得疏，气顺血活，则经前诸症不再发作。

【加减】根据伴症酌情加减。肝郁化火，脉弦数，舌质红，头晕，便结者，加炒栀子9g，丹皮9g，以泻郁火；脘腹胀，食少，脉弦者，加苍术9g，川朴9g，陈皮9g，以开胃除满；恶心呕吐者，加半夏9g，陈皮9g，茯苓9g，以和胃除痰；小腹胀痛者，可选加枳实9g，青皮9g，木香9g等。腹胀甚者，加槟榔12g，以理气消胀；腰胀痛者，可加乌药9g，牛膝9g，以理气活血治腰胀痛；气虚者，加党参、白术、茯苓，以健脾益气。

【点评】实证闭经当以祛邪为主，气滞者理气，肝郁者疏肝。本方为疏肝、理气之剂，重在调胸中气滞，使肝木条达舒畅，胸中郁滞得以疏发，气顺血活，邪气得以祛除，则经脉血络畅通无阻，经血得行，经前诸症自消。

【验案】周某，女，26岁，已婚。初诊：1979年3月26日。

患者一直未曾行经，今年2月份结婚，婚后仍无月经，平素感胸部及两乳房胀痛，有时腰腹胀，纳食一般，二便正常。脉沉弦。舌质红，舌苔薄黄。本证属肝郁气滞、气血不调，治宜疏肝开郁、活血调经。给予调经一号方加减：柴胡9g，酒当归9g，炒白芍9g，炒白术9g，茯苓9g，甘草3g，郁金9g，制香附12g，川芎9g，乌药9g，泽兰9g，益母草15g。共4剂。

二诊：1979年4月2日。患者服3月26日方两剂后，于3月28日初次行经，经来量少，今天未净，行经第2天感腰腹疼痛，小便黄，大便正常，脉沉弦软，86次/分。舌质赤，少苔。证属气滞血瘀、经行不畅。治宜活血祛瘀、理气镇痛。给予生化汤加减：川芎9g，酒当归24g，桃仁9g，甘草3g，姜炭3g，生地9g，炒白芍9g，丹皮9g，泽兰9g，制香附12g。共3剂。

三诊：1979年4月6日。患者服药后，昨日经来点滴，小腹略痛，今日小腹不痛，但感小腹略坠，几天来五心发热，小便短黄有灼热感。脉舌同上。继续活血祛瘀、理气调经为治。给予生化汤加减：川芎9g，酒当归24g，桃仁9g，甘草3g，姜炭3g，乌药9g，牛膝9g，制香附12g，丹皮9g，益母草15g。共3剂。

四诊：1979年5月22日。患者末次月经于4月26日来潮，经来量少，两天干净，现感胸乳胀痛，小腹和外阴部有下坠感，脉沉弱。舌质红，舌苔黄。证属肝郁脾虚、肾气不足。治宜疏肝开郁、活血调经，兼补肾气。给予调经一号方加减：柴胡9g，酒当归9g，炒白芍9g，炒白术9g，茯苓9g，甘草3g，炒栀子9g，丹皮9g，郁金9g，制香附12g，益母草15g，茺蔚子9g，枸杞子9g，菟丝子9g，车前子9g。共3剂。

五诊：1979年5月29日。患者服上方后，小腹和外阴部下坠已愈，现仅感小腹有时不适，有时白带少许，末次月经5月24日来潮，3天干净，经来量少，色暗。脉沉弦较前有力。舌质红，舌苔黄。时值经后，其治宜守前法加入养血之味。方药仍以调经一号方加减：柴胡9g，酒当归9g，炒白芍9g，川芎9g，熟地9g，制香附12g，丹参15g，炒白术9g，茺蔚子9g，益母草12g，枸杞子9g，炒栀子9g，丹皮9g，车前子9g，菟丝子9g。共5剂。

六诊：1979年8月20日。患者末次月经8月19日来潮，经来量少，色暗红，腰腹不痛，经前胸乳略感胀痛，白带增多。脉舌同上。证属肝气渐舒，冲任仍不通盛。治宜继续养血活血、疏肝调经。以调经一号方合生化汤化裁。药物：柴胡9g，当归15g，白芍9g，白术9g，茯苓9g，甘草3g，川芎9g，益母草15g，丹参15g，熟地9g，桃仁9g，红花9g。共4剂。

随访：1年后访问，患者诉于去年3月份在我处就诊后，月经于3月26日初潮。以后每月按时行经，但经来量少，8月份行经时因经量仍少，某医投西药"乙烯雌酚"欲使其经量增加，而反致9月份月经不行，又出现胸乳胀痛等症状，乃仍到我处求治，经治疗后月经于10月19日来潮，至访问时止，月经每月按时而至，经行正常。

2. 调经二号方

【组成】乌药9g　木香9g　香附12g　槟榔12g　甘草3g　当归9g　川芎9g　牛膝9g　益母草15g

【功效】理气、活血、调经。

【主治】经前腰部胀痛，小腹胀，脉沉弦，舌质红，舌苔薄等证属气滞瘀血阻于冲任者。

【用法】水煎服，每日1剂。连服3～6个月。

【方解】方中乌药、木香、香附、槟榔疏肝理气，川芎、当归、牛膝、益母草活血调经，佐以甘草调和诸药。

【加减】根据伴症酌情加减。兼小腹痛者，可选加延胡索9g，五灵脂9g，以活血祛瘀调经；小腹冷痛者，加高良姜6g，疏肝行气散寒止痛；气郁化火者，可加炒栀子9g，丹皮9g，以散肝火；气虚者，加党参9g，用以益气，助其气机之流通。

【点评】本方为理气活血调经之剂，重在通调腰腹之气滞血瘀，使气滞得解，瘀血得化，邪气得以祛除，则冲任血脉畅通，经血得行，经前诸症自消。

3. 益五合方

【组成】益母草15g　熟地15g　当归12g　丹参15g　茺蔚子12g　香附12g　川芎9g　白芍9g　枸杞子15g　覆盆子9g　五味子9g　白术9g　菟丝子15g　车前子9g

【功效】补肾气、养肝血、调冲任。

【主治】常见头晕耳鸣，腰酸膝软，带少阴干，舌淡红，苔薄或少，脉沉细软等证，属肝肾不足者。

【用法】水煎服，每日1剂。连服3~6个月。

【方解】本方是一首补肾气、益肝血、调冲任的方剂。方中以五子衍宗丸补肾气，其中菟丝子益精髓，覆盆子固肾涩精，枸杞子补肝肾之阴，五味子大补五脏之气，因其入肾，故补肾之力更强，车前子有下降利窍之功，且能泻肾浊补肾阴而生精液；四物汤补血养血活血，其中熟地、当归补肾养血，白芍滋阴缓急止痛，川芎理血中之气；丹参、益母草、茺蔚子活血化瘀以防血行瘀阻；白术补气生血以使经血化生有源；香附理气开郁，助川芎使血气顺畅。

【加减】根据伴症酌情加减。肾阳不足者，可选加仙茅9g，仙灵脾9g，附片9g，肉桂6g，巴戟天15g，以温补肾阳；子宫发育不良者，加紫石英30g，紫河车粉10g（吞服），以养肾气、益精血。兼肾阴虚者加二至丸以滋养肾阴，脾气虚明显者，加党参15g，或红参6g，黄芪30g，以益气健脾补血；夹热者，加生地9g，丹皮9g，以清热凉血；血瘀较甚者，加桃仁9g，红花9g，牛膝9g，以活血化瘀；肝郁气滞者，加柴胡9g，以疏肝解郁。

【点评】临床上多用此方配伍四二五合方共同治疗虚证闭经。本方为补肾气、益肝血、调冲任之剂，合并补肾之五子衍宗丸，养血活血之四物汤成方，同时佐以理气、活血、益气之品，全方补益与通调共施，使冲任气血旺盛，血海满溢，经血有源，血脉通畅，则经闭得通。

【验案】杨某，女，43岁。初诊：1992年9月4日。

患者月经6月未潮。以往月经尚属正常，末次月经1992年3月1日。半年前因关节疼痛而服雷公藤片一疗程后即停闭至今，曾服中成药月余未效。诊时月经未潮，伴头昏倦怠，时有心慌，腰痛，四肢关节疼痛，怕冷，带下甚少，阴中觉干，尿频夜多。舌淡暗，苔白，脉弦软。诊断：闭经。证属肾阳肝血亏虚，寒凝血瘀冲任。治宜温肾散寒、养血化瘀通经。以益五合方加减：益母草15g，菟丝子15g，熟地15g，当归15g，枸杞子15g，覆盆子12g，川芎9g，白芍9g，桂枝9g，香附12g，白术12g，茺蔚子12g，丹参15g，牛膝12g，仙灵脾12g，仙茅9g。共6剂。水煎服，日1剂。守上方。月经来潮用十全大补汤加味经五诊服药32剂。1992年11月25日来告，谓本月如期来经，色量复常，5天净，关节疼痛等症均愈。

4. 四二五合方

【组成】 当归9g 0 白芍9g 川芎3g 熟地12g 覆盆子9g 菟丝子9g 五味子9g 车前子9g 牛膝12g 枸杞子15g 仙茅9g 仙灵脾12g

【功效】 养血、补肾、调经。

【主治】 肾虚血少的闭经，常伴有腰痛，头昏，脉细或沉弱。舌质淡红，舌苔薄。

【用法】 水煎服，每日1剂。连服3～6个月。

【方解】 本方是一首养血、补肾、调经的方剂。方中五子衍宗丸补肾气，其中菟丝子益精髓，覆盆子固肾涩精，枸杞子补肝肾之阴，五味子大补五脏之气，因其入肾，故补肾之力更强，车前子有下降利窍之功，且能泻肾浊补肾阴而生精液。仙茅、仙灵脾补肾壮阳，四物汤养血益阴，牛膝补肾通经。全方的功用，不在于通而在于补，肾气充，肾精足，则月经自调。

【加减】 根据伴症酌情加减。若小腹胀者，为气行不畅，可加香附12g，以理气消胀调经；兼有血瘀者，可加红花9g，益母草15g，以活血、祛瘀、调经。

【点评】 闭经证属虚者难医。虚者血海空虚，无血可下，故而治疗需从长计议，从缓图功。此方临床多用于闭经证属肾亏血少者。主用补肾养血之品，使肾精充沛，经血自然有源可行。但有形之血难以速成，故临床治疗时需加以时日，短期内治疗，难以速效。

【验案】 徐某，女，22岁，未婚。初诊：1978年5月5日。

患者13岁时月经初潮，1977年9月因高热后闭经3月，治疗后月经来潮，末次月经2月2日，现又停闭3月，近几天来感腰腹痛，四肢无力，纳差，易烦躁。脉沉弦，76次/分。舌质淡红，舌苔微黄。证属肾虚血少、血海亏虚。治宜补肾、养血、调经为法。以四二五合方加减：酒当归9g，川芎9g，酒白芍9g，熟地9g，淫羊藿9g，乌药9g，枸杞子9g，菟丝子9g，覆盆子9g，茺蔚子9g，车前子9g，牛膝9g。共4剂。

二诊：1979年5月15日。患者连服上方8剂后，又继续抄方4剂，月经于今日来潮，经量一般，色红，现感小腹痛，腰痛，烦躁，脉沉弦滑，76次/分。舌质淡红，舌苔薄黄。经期以活血为治，佐以养血补肾为法。给予四物汤加减：当归9g，川芎9g，白芍9g，熟地9g，蒲黄9g，五灵脂9g，续断9g，桑寄生15g，枸杞子13g，牛膝9g，桃仁9g，红花9g。共3剂。

随访：患者诉经以上治疗后，月经按月而至，经行正常。

（刘志超　整理）

闭经溢乳综合征证治 王耀廷

闭经溢乳综合征属中医闭经范畴。中医认为本症仍属闭经范畴，也有人认为属"乳汁自出"之类。

现代医学认为本病的发生是高催乳素血症的表现之一，其病因是多方面的，而最多见的病因为垂体腺瘤，其次为下丘脑障碍、甲状腺功能减退、肾功能衰竭，或因长期服用某些药物，如氯丙嗪、眠尔通、止吐灵、利血平、雷米封及避孕药等。

闭经为妇科常见病，而闭经兼溢乳者较少见，尤其有的患者乳汁甚少而被忽视，误认为单纯闭经。中医学认为闭经溢乳"事出反常，非细故"，其发病与肝肾脾胃功能失常，冲任督带损伤密切相关。因此治疗上或补肾养肝调冲，或健脾益气豁痰，或清或通，或固或涩，不拘一法一方，随证而施。《临证指南医案》云："冲脉为病，用紫石英以为镇逆，任脉为病，用龟版以为静摄，督脉为病，用鹿角以为温煦，带脉为病，用当归以为宣补。"故临证常选血肉有情之品以补精血，选金石介类镇摄之物以潜浮越逆之阳。脾精血充足，奇脉通调，则经通乳止而病愈。

由于此病常因脑垂体腺瘤引起，临证应注意排除之。有微腺瘤不易发现者或肿瘤切除术后仍闭经者，均可按中医辨证施治，以冀奏效。

一、肝郁气滞

闭经溢乳，精神抑郁，胸闷胁胀，乳房及小腹胀痛，闭经前常见经行后期，量少及经前胁痛等症，渐致闭经溢乳。面色苍黄，舌红舌心隐青，苔薄白，脉沉弦。其病机为肝气郁结，疏泄失常，或怒火上冲则气血运行紊乱，不循其常道下归血海而为月经，反而随肝气上入乳房变为乳汁。治宜疏肝解郁、和血调经。常用方药：逍遥散加生麦芽

$30 \sim 50g$，牛膝$15 \sim 20g$。

二、肝火上冲

闭经，溢乳量较多，或乳头痒痛，面红唇赤，心烦易怒，胸胁胀痛，口苦咽干，视物昏花，便燥溲赤，舌红苔黄，脉弦数。其病机为怒火上冲则气血运行紊乱，不循其常道下归血海而为月经，反而随肝气上入乳房变为乳汁。治宜疏肝泻热、凉血调经。常用方药：丹栀逍遥散加卷柏$10 \sim 15g$，泽兰$20g$，牛膝$10 \sim 15g$，生牡蛎$50g$。或龙胆泻肝汤加牛膝$10 \sim 15g$，丹参$20 \sim 30g$。

三、肾虚肝旺

月经后期量少，渐致闭止不行，溢乳量少，质清稀，或乳房胀痛，精神萎靡，头晕耳鸣，性欲淡漠，腰膝酸软，尿频或尿后余沥，夜间尿多，大便溏薄，舌质淡，苔薄白，脉沉细无力，或沉弦细。其病机为肾水不足，肝木失养，肾虚肝旺，肝经疏泄太过，肾经闭藏不及，气血紊乱而致闭经溢乳。治宜滋肾养肝，调冲通经。常用方药神妙六逸丸加味。

四、脾虚痰阻

形体肥胖，月经后期，量少，或挟黏液渐致经闭，乳汁自溢，或多或少，面色浮白，口中淡腻，胸闷腹胀，纳呆便溏，舌质淡胖，边有齿印，舌苔白或白腻，脉象滑或缓滑。其病机为脾胃虚弱，运化不行，水湿停聚，为湿为痰，或统摄失权，气血紊乱，胞脉不利，气血逆入乳房化为乳汁而为闭经溢乳之证。治宜健脾燥湿、豁痰通经。常用方药：苍附导痰丸加减（苍术$10 \sim 15g$，香附$10 \sim 15g$，半夏$10 \sim 15g$，陈皮$10 \sim 15g$，茯苓$15 \sim 20g$，甘草$6 \sim 10g$，南星$6 \sim 10g$，枳壳$10 \sim 15g$，神曲10~15g，石菖蒲15~20g）。

附：秘验方介绍

1. 清肝通经汤

【组成】柴胡、当归、白芍各10g　茯苓、白术、丹皮、栀子各15g　卷柏、泽兰各10g　牛膝20g　生牡蛎30g　薄荷10g

【功效】疏肝解郁、和血通经。

【主治】用于肝郁化火，血热经闭不行，或经血量少、月经后期等病症。

【用法】水煎服，每日1剂，连服3~6个月。

【方解】本方为丹栀逍遥散与柏子仁丸加减而成。丹栀逍遥散清泻肝火、疏肝健脾；卷柏、泽兰、牛膝补肾行血通经；生牡蛎助清肝火，引药走肝肾而调经血。

【加减】形盛体胖加石菖蒲、清半夏，血瘀加桃仁，便秘加大黄。

【点评】以疏肝解郁、清泻肝火、行血通经之法治疗高催乳激素血症闭经，乃治本调经之法，临床常收卓效。

2. 加味神妙六逸丸

【组成】石菖蒲、菟丝子、地骨皮、远志、熟地、牛膝各100g　仙灵脾75g　紫石英、鹿角霜、巴戟天、白芍、女贞子、旱莲草各100g

【功效】补肾强精、疏肝调经、开心益智。

【主治】闭经溢乳综合征，证属肾虚肝旺者。

【用法】共为细末，炼蜜为丸，每丸10g重。每次1丸，温开水送服，1日3次。

【方解】熟地、菟丝子、旱莲草、女贞子、地骨皮滋阴补肾填精，仙灵脾、紫石英、鹿角霜、巴戟天补肾壮阳，白芍泻肝，石菖蒲、远志开心通络，醒窍益智，牛膝引药走肾，通调经脉。

【点评】神妙六逸丸出自《洪氏集验方》，由石菖蒲、菟丝子、地骨皮、远志、生地、牛膝组成，原为养心补肾、健身强体、延年益寿方，经加减后，治疗肾虚型高催乳素血症闭经，常常收效。

【验案】洪某，29岁，已婚。

婚后5年未孕。月经18岁初潮，5～6/40～60天，量中等，色淡挟有黏液。已停经3个月，且双乳溢乳，形体日渐肥胖，半年来体重由51千克增加到69千克，纳食不甘，乏力怕冷，腰酸多梦，性欲淡漠，带下甚少，二便尚和。诊见身材短胖（身高157cm），面色浮白，无突眼及甲状腺肿大，舌淡胖，边有齿痕，苔白腻，脉象沉滑无力，两乳头均可挤出少量白色乳汁，阴毛稀疏，大小阴唇未见萎缩，阴道伸展性良，子宫后位稍小，硬度正常，活动良，宫颈光滑，两侧附件（－），分泌物白色黏液少量。眼底及视野检查未见异常，蝶鞍X线摄影未见异常。诊断：闭经溢乳综合征。证属脾肾阳虚、痰湿内阻、冲任失调、气血逆乱，治宜温肾健脾、豁痰调冲。拟方：生黄芪15g，党参15g，菟丝子30g，仙灵脾15g，石菖蒲20g，鹿角霜50g，紫石英50g，胆南星10g，生麦芽50g，陈皮15g，茯苓20g，牛膝15g。

上方加减，治疗两个月，溢乳停止，月经来潮，又以温肾养肝健脾之"女宝"（主要成分为人参、鹿茸、鹿胎、黄芪等）每日服3次，每次3粒，连续巩固治疗两个月而孕，届期顺产一女婴，无异常。

（王艳萍　田　娜　整理）

细辨虚实治疗闭经 夏桂成

　　临床上治疗闭经，首先注意其病史，包括双亲婚育史、家族史、既往病史、个人发育情况、月经情况、闭经时间、发病诱因、伴随症状、婚育状况以及目前计划生育等有关内容。对于患者的精神、营养、体质和发育状态，如身高、体重、皮肤、毛发、乳房发育等第二性征情况，结合妇科内外生殖器检查。原发性闭经虽发病者少，仅占闭经的5%，但应注意泌尿生殖道畸形、阴蒂肥大等难以用药物调治的情况，继发性闭经则在排除全身性疾病的前提下，结合实验室的激素水平检测评估月经调经的下丘脑、垂体、卵巢、子宫4个环节的病理分区情况，进行分别处理，为治疗闭经之前提，然后按"辨证求因"针对具体病因、病机进行调治。

◯ 一、肾虚型闭经治以益肾通经法

　　肾虚导致闭经，其病因多为禀赋不足，肾气未充，冲任失养，血海不得盈满，经血不能应期而潮，此乃是少女闭经的主要原因。另一方面育龄期妇女如早婚早育、堕胎多产、或久病大病及肾，以致肾精亏损，精血匮乏，源断其流，子宫无血可下。病持日久，阴血耗伤，肝肾不足，肾水无以上承心，则心脑失养，阴阳衰竭；其次子宫失涵，胞脉胞络损伤，亦致源断其流，经水不行。临床上根据心—肾—子宫轴学说的理论，参考《校注妇人良方》的泽兰叶汤及《济阴纲目》的柏子仁丸，制成益肾通经汤，药用：柏子仁、丹参、续断、熟地、怀牛膝、泽兰、当归、赤白芍、茺蔚子、茜草、炙鳖甲、紫河车等。该方对单纯性肾虚性闭经有一定效果，但若兼夹因素多，则仍有难以奏效之时，经反复实践，结合时间医学等，拟周期节律诱导法治疗，具体方法为：①经后期补阴为主，稍佐助阳，以归芍地黄汤加减。药用：当归、白芍、熟地、山茱萸肉、山药、丹皮、茯苓、紫河车等，用药7～12天；此阶段奠定阴分之基础。除有明显的脾肾阳虚，才能从阳虚论治，一般均以阴分为主，以顺应月经周期经后期的生理特点。②经间排卵期，此期是重阴转阳的关键时期，常用活血化瘀方法，药用当归、丹参、赤芍、泽兰、红花、香附、茺蔚子、川芎、五灵脂、山楂等，为使排卵期顺利转化，配合宁神调心法，即对心肝气郁、心神失宁、心肝气不得下降，以致排卵不利的，用远志菖蒲饮：炙远志、石菖蒲、郁金、丹参、赤白芍、五灵脂、合欢皮、柏子仁、续断、川芎、紫河车等；对阴虚火旺的排卵加快，月经先期量多，性急易躁，带下偏多，面部痤疮，用清经散；湿热壅阻下焦证，如盆腔炎、附件炎、宫颈炎等造成的炎症性疾患，治宜清利湿热，用复方红藤煎和四妙散加减：红藤、败酱草、赤芍、丹参、制苍术、黄柏、马鞭草、牛膝、萹蓄、五灵脂、桑寄生等；气虚无力排卵者，用补气法，在具有一定阴分水平基础上，常加党参、黄芪、白术、茯苓、煨木香、砂仁等。③经前期改用补阳为主的方法，因这一阶段常可呈黄体功能不健等，笔者拟有气中补阳、血中补阳、阴阳双补等方法，方以毓麟珠为主。经前3日左右，加入疏肝理气之品，或理气通经之味，反复3个周期，疗效常较单纯补肾调经为好。

对于产时大出血而致的血枯闭经，即西医学"席汉综合征"亦属于肾虚闭经之范畴，但脏腑受损，阴竭阳衰，治之非易，以辨证论治角度，阴虚深重致竭为主者，可用益肾通经汤，阳虚深重致衰微者，参考运用参桂鹿茸丸加减。

二、阳虚痰湿型治以补肾化痰燥湿法

患者肥胖，或有水肿，青春期及高龄妇女多见。常由月经稀发渐至闭经，甚则闭经数年，腰膝酸软，小腹有冷感，胸闷口腻多痰，性欲缺乏，脉细滑或细濡，舌质淡红，舌苔白腻。妇检可见子宫萎缩，或子宫小。测量基础体温单相，大都偏低，不足36.5℃，阴道涂片示激素水平高度或中度低落。兼肝郁的，还可伴有烦躁易怒，腹胀便艰，基础体温单相、低相或偏高呈犬齿状等。兼脾虚的，多见浮肿为主，兼见胸闷口腻多痰，纳差，大便易溏，四肢疲乏无力；脾肾阳虚严重者，还有腹胀便溏，形寒肢冷，乳房萎缩，阴毛脱落。

　　治疗上，一是标本同治，即补肾与化痰燥（利）湿合用，常以二仙汤、人参鹿茸丸与苍朴二陈汤合用，药用：仙灵脾、仙茅、巴戟天、鹿角片（霜）、川断、菟丝子、制苍术、川朴、陈皮、茯苓、制半夏、丹参等。二是标本异治，急则治标，先予化痰燥湿，多选用苍朴二陈汤、芎归平胃丸加减，服用半月左右，再选用参茸丸、二仙汤类方药以补肾助阳；或轮流交替服用，或补肾助阳予以汤剂，化痰燥湿予以丸剂，缓缓图治。但必须注意在补肾助阳的长期治疗中，伍以滋阴养血之品，更有利于肾阳的恢复。兼肝郁者，需要疏通或温清并用，用右归丸合苍附导痰汤，或合越鞠丸等治之；兼脾虚者，以温肾健脾利水为要法，应仿人参鹿茸丸、健固汤加入防己黄芪汤或五皮饮一类方药治之；脾肾阳虚者，可加入真武汤。临证需要注意阴血不足的一面，以免阳药刚烈，耗伤阴分，时刻注意阴中求阳。

○ 三、阴虚肝郁型治以解郁燥湿滋阴养血法

　　形体肥胖，日趋丰满，月经量少渐至闭经，胸闷烦躁，口干口苦，常咳黏痰，脘腹作胀，甚则腹胀便艰，面部多脂，四肢口唇多毛，小便较少，舌苔黄白腻，脉细弦。基础体温单相偏高，阴道涂片多示激素水平中度低落，或轻度影响。偏于肝经湿热者，面如满月，面部潮红，胸闷烦躁，口苦，纳欠神疲，腹胀。

　　治疗当以理气解郁、化痰燥湿及滋阴养血法合治。常用苍附导痰汤或越鞠二陈汤合归芍地黄丸，药用：制苍术、制香附、制南星、陈皮、制半夏、茯苓、广郁金、炒枳壳、丹参、全栝楼、泽泻等品。如痰浊脂肪蕴塞颇甚，大便秘结者，宜表里双解、通泄为主，防风通圣丸主之，或合归芍地黄丸同服，或先治其实，后用归芍地黄丸治其虚。如肝经湿热蕴阻明显者，可用龙胆泻肝汤合六味地黄丸。

❂ 附：秘验方介绍

益肾通经汤

【组成】柏子仁、丹参、熟地、川续断、泽兰叶、川牛膝、炒当归、赤白芍各10g　茺蔚子、生茜草各15g　炙鳖甲（先煎）9g　山楂10g

【功效】补肾宁心、活血通经。

【主治】凡肝肾不足之闭经、月经后期、月经量少等病证，伴见胸闷烦躁，寐差，便艰等。

【用法】水煎分服，每日1剂。

【方解】方中用柏子仁、丹参者，就在于宁心安神也，而且宁心者，还在降心气，所谓心气下通，胞脉才能通达也。又集合熟地、续断、牛膝、炙鳖甲者，大补肝肾之阴也，使癸水充实，肾阴足，癸水充，则月经的物质基础厚实，是乃治本之道也，再加入丹参、当归、赤芍、茺蔚子、生茜草，俱是活血调经之品，活血调经，通畅子宫。

【加减】若大便偏溏者，去柏子仁、当归，加入合欢皮10g，煨木香9g，六曲10g；若腰酸明显者，加入杜仲、桑寄生各10g；若舌苔中根部腻厚，小便偏少者，上方去熟地，加入茯苓12g，制苍术10g，薏苡仁15～30g；若心烦失眠、舌尖偏红者，加入莲子心5g，青龙齿（先煎）10g。

【点评】闭经多与心（脑）有关，子宫是化生月经之所。故夏老以心—肾—子宫轴为调治肾虚闭经的中心。全方集合了补肾、宁心、调宫3个方面的药物，组成了益肾通经汤，主要适用于治疗肾阴虚闭经，临床多可收效。

【验案】张某，17岁。

闭经8月，带下甚少。初经13岁，3～5/30～40～60天，量偏少，色红，有小血块，平时白带不多。去年因参加会考，学习紧张而致闭经。形体稍胖，B超探查：子宫略小。据患者自述，血查雌激素低下，具体欠详，测量BBT单温相，低温相偏低，自觉烦热口渴，带下仍不多，大便两日一行，小便偏黄，舌质偏红。肝肾阴虚，癸水不足，先予归肾丸加减，服后似有带下，自感小腹有所胀感，转予益肾通经汤，药后带下转多，出现少量锦丝状带下，再予原方药7剂，服至5剂，带下增多，BBT有上升趋势，接服余下两剂，出现排卵，BBT上升，呈双温相，隔旬日而经行。

（杨正乔　张　颖　整理）

卵巢早衰以治肾为本 杨宗孟

卵巢早衰为闭经诸多病因中最为严重的一种，由卵巢功能常常下降、衰退，渐至衰竭的过程，是中医认为的脏腑、气血、经络、胞宫功能失调的严重结果。由于本病病程长，久治难愈，往往出现多脏受累。

一、肝肾阴虚

肾为先天之本，藏精、生髓、开窍于耳；肝者，罢极之本，藏血、开窍于目。肝藏血、肾藏精，血的化生有赖于肾中精气的气化，肾中精气的充盛，亦有赖于血的滋养，故精能生血，血能化精，"精血同源"或"肝肾同源"。在病理上精与血的病变互相影响，肾精亏损可导致肝血不足，反之肝血不足也可引起肾精亏损。因肝肾同源，故肝肾有调节经血潮落的功能。肝肾阴虚，精血不足，冲任亏虚，胞脉失养，经闭而不行。治疗时遵著名医家张景岳"欲以通之，无如充之"的原则，采用陈自明柏子仁丸（柏子仁、牛膝、续断、泽兰、卷柏各15g）为主方，灵活施治，补其不足，通其血脉，通补兼施，使冲任调畅，血海满盈，经水应时而下。

卵巢早衰之闭经，虚中夹实者多，为肝肾不足，气血亏虚，又因气虚血瘀，冲任失调，胞脉不通而经血不得下行。故治疗既不可一味滋补，更不可专事攻伐，当以补养培本，补中兼通为宜。

二、脾肾亏虚

肾为先天之本，元气之根，天癸之源，是产生月经的根本。肾气盛，天癸至，肾气衰，天癸竭。肾气充盛，方能月事以时下，肾气亏虚，何能盈满而化经水外泄？脾为后天之本，气血生化之源。胃为水谷之海，胃中水谷之气盛则冲脉之血盛，月事以时下。脾主中气而统血，气主升主运，脾气健旺，则气血生化有源，供养全身，且统摄有权，月经正常，反之脾气虚弱，则气血生化乏源，血海空虚，无血可下，月经停闭。

临床多采用温补脾肾之法，常用加减二仙汤治疗。二仙汤出自《中医方剂临床手册》原方调节肝肾阴阳，滋阴降火。主治妇女月经将绝未绝，周期或前或后，经量或多或少，头眩耳鸣，腰酸乏力，两足欠温，时或怕冷，时或烘热，舌质淡，脉沉细者。加味二仙汤由仙茅、仙灵脾、巴戟天、鹿角霜、当归、熟地、山药、党参、白术、知母、黄柏、丹皮、茯苓、甘草组成，全方集二仙汤、六味地黄丸、四君子汤、四物汤于一体加减化裁而来，通补兼施，共奏调补心脾肝肾、养血益精、活血祛瘀、疏通胞脉之功效。

◯ 附：秘验方介绍

1. 柏子仁丸加减

【组成】柏子仁15g 熟地25g 生地25g 续断15g 牛膝15g 泽兰15g 卷柏15g 当归15g 白芍25g 丹皮15g 骨皮15g 甘草10g

【功效】养血益精、活血祛瘀。

【主治】肝肾阴虚型卵巢早衰。症见经闭不行，烘热汗出，五心烦热，心烦易怒，腰膝酸软，头晕耳鸣，失眠多梦，舌质红，苔薄黄，脉沉细数。

【用法】水煎服，每日1剂。

【方解】方中柏子仁为主药，性平，味甘，通心肾，益脾胃；与熟地黄相伍，补心脾而生血，滋肝肾而养阴，共益经血之源；牛膝与续断补肝肾，行血脉，引血下行；泽兰叶与卷柏疏肝和营、祛瘀生新；当归、白芍配熟地补血和血；生地、丹皮、地骨皮滋阴清热；甘草调和诸药。以上诸药配伍，通补兼施，共奏调补心脾肝肾、疏通胞脉之功效。

【加减】若兼见心肾不交者，加五味子15g，远志15g，夜交藤15g，酸枣仁15g。若烘热汗出明显，可合当归六黄汤（当归、生地、熟地、黄芪、黄芩、黄连、黄柏）加减，以滋阴清热、固表止汗。

【点评】本方为陈自明的柏子仁丸与泽兰汤加减化裁而来，均出自《妇人大全良方》，合用二方以养血行血、补肾调经见长，且作用和缓，无伤血竭泽而渔之嫌。

【验案】石某，女，35岁。2009年3月28日初诊。

主诉：停经4个月余。患者末次月经2008年11月4日来潮后至今未行，伴烘热汗出，头晕耳鸣，阴道干涩，手足心热，入夜多梦，食纳欠佳，口干不欲饮，大便干。诊见：神态正常，两颧潮红，舌红绛，前部无苔，根部苔薄黄，脉弦滑较大而数，浮中明显，沉取细弱。妇科检查：外阴已婚未产型，宫颈光滑，宫体稍小，普硬，活动良，附件（－），分泌物少量。性激素检查：E231.4pmol/L、FSH83.6u/L、LH59.4U/L；B超：子宫前位，大小40mm×33mm×28mm，子宫内膜厚4mm，双侧卵巢实质性回声。西医诊断：卵巢功能早衰。中医辨证：闭经（肝肾阴虚）。治法：滋补肝肾、养血补血。方剂：柏子仁丸加减：柏子仁15g，熟地15g，生地15g，续断15g，牛膝15g，泽兰15g，卷柏15g，当归15g，白芍25g，丹皮15g，骨皮15g，甘草10g。水煎取汁200ml，每日两次温服。治疗期间月经于2009年6月25日来潮，经量不多，色黯红，质薄，持续两天净。守方随证加减，服药7个月，月经恢复正常，随访3个月未复发。

2. 加味二仙汤

【组成】仙茅25g　仙灵脾25g　巴戟天15g　鹿角霜15g　熟地25g　山药25g　党参25g　白术15g　茯苓25g　甘草10g　当归15g　丹皮15g

【功效】温补脾肾、益气养血。

【主治】脾肾亏虚型卵巢早衰。症见月经数月停闭不行，时有烘热汗出，肢倦神疲，腰膝酸软，少气懒言，头晕耳鸣，精神不佳，带下清稀、量少，小便频数，阴道干涩，性欲淡漠，性交痛，舌质淡暗或有齿痕，舌苔白，脉沉迟缓弱。

【用法】 水煎服，每日1剂。

【方解】 方中仙茅、仙灵脾、巴戟天、鹿角霜温补肾阳，又能补益精血；党参、白术、茯苓、甘草健脾益气；当归滋肾补肝，活血养血，调冲任；丹皮清热凉血，活血化瘀，清退虚热，防止温补太过伤阴；熟地、山药滋阴养血，阴中求阳；甘草缓急止痛，调和药性。诸药合用，先后天之本同补，气血同调，相得益彰，全方共奏温补脾肾、益气养血之功效，从而使冲任和调，月经如期，达到治疗卵巢早衰的目的。

【加减】 烘热汗出者加生龙骨、生牡蛎各25g；失眠加夜交藤50g，酸枣仁15g。

【点评】 全方由二仙汤、四君子汤、六味地黄丸化裁而来，用于治疗脾肾亏虚型卵巢早衰，也可用于脾肾亏虚型月经量少、卵巢储备功能低下患者。

【验案】 殷某，女，38岁。2010年1月24日初诊。

主诉：月经量少8个月，停经4个月。患者末次月经2009年9月25日来潮后至今未行，伴肢倦神疲，腰膝酸软，少气懒言，头晕耳鸣，阴道干涩，性欲淡漠。近8个月月经不调，周期逐渐延长、经期缩短1～2天、经量少，色黯质薄。诊见：面色萎黄，舌质淡暗或有齿痕，舌苔白，脉沉迟缓弱。妇科检查：宫颈光滑、子宫前倾，较正常稍小，活动良，无压痛，两侧附件区均未触及明显异常。性激素检查：E25.76pmol/L、FSH124.7U/L、LH35.7U/L；抗苗勒管激素（AMH）0.11ng/ml。B超：子宫前位，大小38mm×31mm×25mm，子宫内膜厚3mm，双侧卵巢实质性回声。西医诊断：卵巢功能早衰。中医辨证：闭经（脾肾亏虚）。治法：温补脾肾、益气养血。方剂：加减二仙汤。处方：仙茅25g，仙灵脾25g，巴戟天15g，鹿角霜15g，熟地25g，山药25g，党参25g，白术15g，茯苓25g，甘草10g，当归15g，丹皮15g，黄芪30g，牛膝15g，续断15g。每日1剂，水煎取汁200ml，每日两次温服。治疗期间月经于2010年6月17日来潮，经量稍多，色黯红，质薄，持续两天净。守方不变，月经渐趋恢复，但周期稍长，35～40天，经量正常，色暗红，经期3～4天。服药4个月，月经恢复正常，继续巩固治疗，总疗程6个月，在此期间，月经按月来潮。随访3个月未复发。

（刘丽敏　整理）

辨证治疗
闭止性月经病

张文阁

"经闭"是月经闭止性疾患，"月经后期""月经量少"，是妇科具有闭止性倾向的疾患。"月经后期""月经量少"和"经闭"三者，只是病势的不同，是疾病发展的不同阶段。"月经后期""月经量少"往往是"经闭"的先导。

妇女由于精神情志因素为病者甚多。若精神过度紧张、情志异常刺激等致使肝气郁结，不得宣达，肝郁血结，气血运行不畅。轻者，或冲任受阻，血海不能按时满盈，而发月经后期，或冲任不利，血行艰涩，以致月经量少；重者，经脉阻闭，冲任不通，经血不得下行，发为经闭。其治疗重点，虽都在于肝，以逍遥散加减主之，但由于病机、症状和病势轻重上有别，所以在具体治法和方剂的加减应用上也不尽相同。

◯ 一、月经后期，重在疏解

月经后期，重在"疏解"，辅以调经。"疏解"者，疏肝解郁也。肝疏郁解，则气滞自除。气行则血行，气畅则血不结而能畅行，冲任经脉不再受阻，血海按时满盈，经汛如期，经自调矣。

临床常用逍遥散为主化裁，以当归、白芍、柴胡、薄荷疏解肝郁，酌加香附、乌药、益母草等理气调经之品，认为气行则血行，气畅则血不结而能顺行，冲任经脉不再受阻，血海按时满盈，经汛自能如期而调矣。此类肝郁月经后期，一般不必在主方中加用活血之品，只需加入香附子、台乌药、川芎、益母草等行气开郁调经之药即可，以平时服药调理为主，经期亦可用药。

❂ 二、月经量少，重在疏行

月经量少，重在"疏行"，佐以"调活"。"疏行"者，疏肝解郁行气是也；"调活"者，调经活血也。疏肝解郁，肝可调达疏泄，肝气畅行，血可下泄，"肝司血海"之功能自可恢复，行气可以活血，血活其滞可通。肝郁得以疏，气滞得以行，冲任经脉得以通利，血海畅运，气血运行畅通无阻，经自多矣。

疏者，疏肝解郁，用药除逍遥散中之当归、白芍、薄荷、柴胡外，又常配香附、川楝、青皮、郁金等加强疏肝之力。行者，行气活血，针对经行量少，临证宜用乌药、延胡索、月季花、泽兰叶、卷柏等品，特别是在经前5天左右，于主方中加入，这样疏、行结合，可使肝郁得以疏，气滞得以行，冲任经脉得以通利，血海畅运，气血流通无阻，经自可多矣。

❂ 三、经闭不行，重在疏通

经闭之证，重在"疏通"，辅以"行活"。"疏通"者，疏肝解郁通经之义也；"行活"者，行气活血也。疏肝解郁，可开血结，行气活血，可通冲任胞脉；活血通经，可通血海，而使之满盈能泻，则经自通矣。

临证时疏通以疏肝解郁为前提；通在于行气活血通经。用药上对肝郁月经后期，一般不必在主方中加用活血之品，只需酌用理气调经之药即可；而肝郁经闭，在主方内则必用行气破气、活血通经之品。选用通经药时尚须注意两点：一为体质强、病程短，出现小腹胀痛拒按之实象，则可选行气活血通经之品，如乌药、青皮、枳壳、桃仁、红花、三棱、莪术、五灵脂、生蒲黄等；二为体质略差，病程拖延时可酌选轻柔的活血之品，如月季花、鸡血藤、丹参、泽兰叶、卷柏及小量的桃仁等。目的在于疏肝解郁可开血结，行气活血可通冲任胞脉，活血通经可促使血海满盈，则经能自通矣。

◯ 附：秘验方介绍

育宫汤

【组成】当归15g 熟地25g 枸杞子15g 山茱萸肉15g 制附片10g 仙灵脾15g 肉桂10g 仙茅15g 金狗脊15g 紫河车10g 山药15g 砂仁10g 黄芪15g 鹿角胶10g

【功效】补肾益精、壮阳育宫、滋血调经。

【主治】对子宫发育不良所致的月经量少、月经稀发、痛经、习惯性流产、不孕症等。

【用法】每日1剂，水煎两次，取汁200ml，早晚分服，连续用药6个月为1个疗程。

【方解】当归、熟地、枸杞子、山茱萸肉补肾益精，制附片、仙灵脾、肉桂、仙茅、金狗脊、紫河车、鹿角胶壮阳育宫，山药、砂仁、黄芪益气养血调经。

【点评】本方具有补肾益精、壮阳育宫、滋血调经的作用，对子宫发育不良的月经量少、月经稀发、痛经、习惯性流产、不孕症等均具良好的治疗作用。经动物模型实验结果显示，该方能升高体内雌激素水平，增加子宫、卵巢的重量，促使子宫发育而达到治疗目的。

（金 影 整理）

健脾补肾、涤痰调经
治疗多囊卵巢综合征

曹玲仙

曹玲仙（1937— ），主任医师、教授，1962年毕业上海中医药大学医疗系。师承上海名医唐吉父教授，上海第一届高层次中西医结合临床科研型培养班导师，第二批全国老中医药专家学术经验继承工作指导老师。长期从事于中医、中西医结合妇产科临床、教学、科研工作。发表论文20余篇，主编或参编专著18部，参与或主持科研项目分别获国家中医药管理局二等奖及三等奖，上海市科委进步奖二等奖及三等奖共5项。

多囊卵巢综合征属慢性排卵功能障碍性疾病，临床表现为月经稀发、闭经、多毛、痤疮、肥胖、黑棘皮症及不孕等症状。多囊卵巢综合征病因、病机错杂，绝非单纯理气活血所能解决，治当审证求因、辨证论治。本病以痰瘀为邪，使气滞血凝，经闭不通，正所谓："善治痰者，唯能使之不生，方是补天之手。"故诊治过程中当辨脾肾之偏重，以健脾补肾、涤痰软坚、活血调经为大法，灵活施治。

一、壮肾阳助气化

肾中之水不能蒸腾气化而为痰湿，治当温润肾阳，以助其温化痰湿、祛除浊邪，还肾府轻清灵动，则肾气得以上行。首选二仙汤，药物多选用仙茅、仙灵脾、巴戟天、锁阳、补骨脂、附子等温润、壮阳、补肾之品。

二、健脾益气

健脾益气以助运化，"诸湿肿满，皆属于脾"，治宜健脾、燥湿、化痰，使痰祛而脾运得健。健脾多选用四君子类，药用党参、黄芪、茯苓、白术、半夏等； 又因痰随气而升降，气壅则痰聚，气消则痰消，故祛痰的同时还当配伍理气之品，如枳壳、竹茹等。

三、治痰先治气

多囊卵巢综合征以痰瘀为患，脾肾阳虚为本，治疗首选苍附导痰汤，方中苍术为燥湿化痰要药，香附行三焦之气，二陈汤是治痰之通剂，石菖蒲携远志涤痰开窍。若为陈年顽痰，则选用礞石滚痰丸，方中礞石为君药，重坠下气，攻逐顽痰；沉香调畅气机，速降下气，正所谓"治痰必先下气"之理；川芎行血中之气。诸药合用使痰消气血灵动，冲任脉经气通盛。

附：秘验方介绍

诱卵方

【组成】党参12g　白术12g　茯苓12g　炙甘草6g　青礞石12g　石菖蒲12g　远志9g　当归12g　川芎9g　穿山甲9g　肉苁蓉12g　仙茅12g　仙灵脾12g　茜草12g　乌贼骨12g

【功效】健脾补肾、活血调经。

【主治】用于肾虚痰凝血瘀月经稀发，日久不行，经血量少等病证。

【用法】水煎服，每日1剂。连服3~6个月。

【方解】以健脾益气为先，方取四君子汤；青礞石攻顽痰；石菖蒲、远志宣痰开窍醒神；当归、川芎和血活血；二仙加肉苁蓉，温肾益火，润而不燥；穿山甲性专行散，善于走窜；乌贼骨与茜草乃"四乌贼骨—芦茹丸"的君臣之品，主治血枯经闭。

【点评】全方集健脾温肾、涤痰开窍、软坚化浊、行气活血于一体，补消结合，使机体恢复化生、运化、泌泻之责，从而能正常排卵，重建月经周期。

【验案】傅某，女，22岁，未婚。2000年10月7日初诊。

患者继发性闭经7年余。11岁初潮，月经刚开始半年周期尚准，但伴痛经，继而月经稀发，约2~4月一行，1年后渐致闭经，须用性激素治疗方能行经，停药后病情依然。现停经将近3个月，形体略胖，嗜睡乏力，夜寐梦扰，腰脊酸楚，脉细软，舌苔白腻、质胖，边有齿印。西医诊断为多囊卵巢综合征，中医诊断为继发性闭经。治拟健脾温肾、涤痰软坚、行气活血。处方：党参12g，苍术12g，白术12g，青礞石12g，石菖蒲12g，香附9g，枳壳12g，茯苓12g，远志9g，当归12g，川芎9g，仙茅12g，巴戟天12g，茜草12g，马鞭草12g，乌贼骨12g，虎杖12g。常法煎服。服药后半年，月经两月一行，并见双相体温，但病情不稳定。又继续服药半年后，月经按月来潮，且每个周期体温均呈双相。现已停药1年，月经如常。

（王 环 整理）

补肾疏肝健脾治疗多囊卵巢综合征

盛玉凤

　　盛玉凤（1939—　　），主任中医师、教授，浙江省中医研究院研究员。师从全国著名中医妇科专家裘笑梅老医师，深得其传。1996年被评为浙江省名中医，第三批全国老中医药专家学术经验继承工作指导老师。曾协助裘笑梅老师整理编写了《裘笑梅妇科临床经验选》一书，1987年获浙江省高校科研成果一等奖。参与国家中医药管理局《中医妇科病证诊断疗效标准》的制定。合著《实用中医妇科手册》，1996年由浙江科学技术出版社出版。在省级以上医学期刊上发表论文30余篇。

　　现代医学认为多囊卵巢综合征是由下丘脑—垂体—卵巢轴系功能失调引起，以月经稀发、无排卵、不孕、多毛、肥胖等症为主的一种常见病。发生率约占育龄妇女的5%～10%。采用中医中药治疗本病，疗效较好。

一、补肾为主，分期论治

　　本病临床特征与中医"月经量少""月经后期""闭经""不孕"等病的某些证型有相似之处。中医理论认为月经的产生是天癸、脏腑、经络、气血协调作用于子宫的生理现象，月经的基本物质是血，脏腑为气血生化之源。同时，肾藏精，精能生血，血能化精，精血同源而互相滋生，共同成为月经的基本物质。故《傅青主女科》曰"经水出诸肾"，"经水早断，似乎肾水衰涸"，"肾水本虚，何能盈满而化经水外泄"。《医学正传》曰"经水全赖肾水施化，肾水缺乏，则经水日以干涸"。根据以上理论，治疗本病关键在于补肾。但月经周期的不同阶段采取补肾的方法也有所不同。

（一）经后期滋补肾阴（血）而养冲任

此期经水适净，子宫内膜脱落，卵泡处于发育阶段，雌激素水平较低，基础体温为低温相。按中医辨证应属于阴的阶段。肾为经水之源，肾阴为月经来潮的物质基础，肾中真阴充实，产生"天癸"，"天癸"盛才能促使月经的按时来潮，此期以滋补肾阴（血）而养冲任为主，常用药物为龟板、阿胶、女贞子、旱莲草、山茱萸、熟地、白芍、制首乌等。

（二）经间期益肾填精而疏冲任

此期子宫内膜已显著增生，卵泡渐趋成熟，雌激素水平逐渐增高。大量的雌激素能对下丘脑产生正反馈作用，使脑垂体释放较多的促卵泡成熟激素与大量的促黄体生成激素，促黄体生成激素则促使成熟卵泡排卵。而中医学则认为肾气盛，任脉通，太冲脉盛是卵子发育成熟、排出的基本条件。《黄帝内经》曰"女子七岁，肾气盛，齿更发长；二七而天癸至，任脉通，太冲脉盛，月事以时下，故有子"。肾中之阴精需在肾中阳气的作用下逐渐充盈，才能促使卵泡发育成熟。故这期按中医辨证是由阴转入阳的过渡阶段，必须阳中求阴，以求阳施阴化，静中求动，通过补肾而使"天癸"旺盛，疏理冲任活血而使成熟卵泡得以排出。近代研究证实，补肾加活血可提高排卵率。此期常用鹿角霜、肉苁蓉、紫石英、菟丝子、补骨脂、柴胡、皂角刺、丹皮等。

（三）月经前期温补肾阳而调冲任

此期成熟卵泡破裂排卵后形成黄体，黄体细胞分泌大量的孕激素和雌激素，使子宫内膜由增殖期进入分泌期，并继续增厚，基

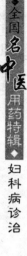

础体温呈现高相水平。此时阴已转阳，肾气旺，"天癸"充，冲任盛，为阳气活动旺盛时期，治宜温补肾阳而调冲任，常用仙茅、仙灵脾、巴戟天、鹿角霜、补骨脂等。

（四）月经期活血化瘀而调月经

此期由于黄体从成熟转向退化，雌激素及孕激素的分泌也迅速减少，内膜失去支持而剥落出血，基础体温也急剧下降。按中医辨证为阳转入阴的阶段。治疗宜因势利导，以通为主，活血化瘀，引血下行。常用当归、川芎、赤芍、丹参、红花、茺蔚子、泽兰、川牛膝等。

二、兼顾疏肝理气、健脾利湿、化痰散结

肝藏血，司血海，肝血旺盛，血海满盈；肝气条达，肝血下注胞宫而为月经。脾胃为受纳运化水谷之处所，气血生化之源泉；同时药物也必须依赖脾胃的消化吸收才能发挥治疗作用。如果肝郁脾虚，或嗜食肥甘厚味则气滞痰凝湿聚，形体肥胖，如《丹溪心法》曰"肥盛妇人，禀受甚厚，恣于酒食，经水不调，不能成孕，以躯脂满溢，湿痰闭塞子宫故也"。因此，本病的治疗在补肾的同时，还需兼顾疏肝理气、健脾利湿、化痰散结，临床常用柴胡、佛手、八月札、橘核、橘络、浙贝、海蛤壳、鸡内金、沉香曲、荷包草、地蝼蛄等。

附：秘验方介绍

金铃四物汤

【组成】当归12g　熟地15g　延胡索15g　川楝子12g　生山楂15g　青皮8g　赤芍12g　白芍15g　川芎12g　木香8g

【功效】活血理气、化瘀通络。

【主治】主要治疗表现为月经稀发、无排卵、不孕等症状，且辨证为气滞血瘀型。

【用法】水煎服，每日1剂。连服至月经来潮。

【方解】当归、熟地、白芍、川芎为四物汤组成药物，共同起到滋肾养阴、补血活血的作用，延胡索、川楝子两味药达到活血化瘀之效；生山楂、青皮、木香加强活血、化瘀、通络之功效。

【加减】根据月经周期的不同阶段在本方基础上加减。经后期加龟板、阿胶、女贞子、旱莲草等以滋补肾阴。经间期加入鹿角霜、肉苁蓉、紫石英、菟丝子、补骨脂、柴胡、皂角刺、丹皮等以益肾填精而疏冲任。月经前期加入仙茅、仙灵脾、巴戟天、鹿角霜、补骨脂等以温补肾阳而调冲任。月经期加入柴胡、佛手、橘核、浙贝、海蛤壳等以活血化瘀而调月经。

【点评】　本方为盛老先生根据多年临床经验所拟的经验方，治疗气滞血瘀型多囊卵巢综合征有很好的疗效。

（安艳红　李宏贺　整理）

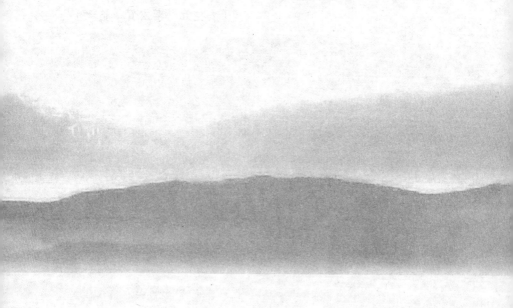

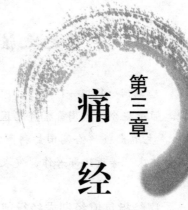

第三章

痛经

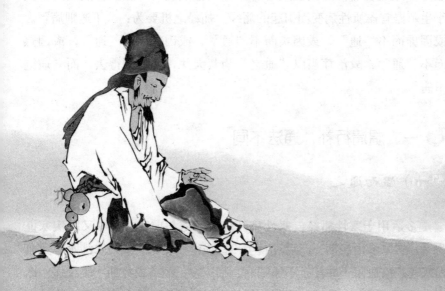

通之之法治痛经 哈荔田

哈荔田（1911—1989），中医妇科专家、教育家，天津中医学院教授。师承施今墨、周介儒等名医，主持功血、子宫肌瘤等疾病的研究课题。主编出版《哈荔田妇科医案医话选》《中医妇科验方》《扶正固本与临床》等近10部著作，发表40余篇学术论文。

痛经指每值经期或经行前后出现周期性小腹及腰骶部疼痛，甚则剧痛难忍，或伴头痛眩晕、恶心呕吐、汗出，甚则昏厥等全身症状者，中医学又称为"经行腹痛""月水来腹痛"。本病有原发、继发之分。原发性痛经是指生殖器官无器质性病变者，继发性痛经是指由于生殖器官器质性病变而引起的痛经。痛经之机要为："不通则痛"。或因虚而不"通"，或因实而不"通"，或因寒而不"通"，或因热而不"通"，故治疗当以"通之"为其大法，使病因得去，而"通则不痛"。

一、温清行补，通法不同

（一）温而通之

多适用于寒性痛经。寒性痛经分为实寒与虚寒，其中又以实寒证为多。实寒多由经期、产后过食生冷，或淋雨受寒，或践水涉水等致血因寒凝，瘀血阻于冲任，不通则痛。临床多见经前或经期小腹绞痛、冷痛、拧痛等特点，且痛处不移，得热则舒，遇寒加重，痛处不喜揉按，经期多延长，经色苍暗，量或多或少，多夹血块，伴有肢冷面白，或吐泻清稀，苔薄白，脉沉弦、沉紧或沉细等。虚寒者多因脾肾阳虚，寒从内生，以致经脉收缩拘急，滞碍气血流通。疼痛特点为腹痛拘急、喜温喜按，经量少、色淡，或伴见脾肾阳虚之腰膝冷痛、呕恶便溏等症，舌淡或胖大，苔滑，脉沉迟。实寒证用少腹逐瘀汤或温经汤，虚寒证常用理中汤、小温经汤。宗旨以温散活血为务。

（二）清而通之

多用于热性痛经。热性痛经亦分为实热与虚热。实热多因肝郁化热、血热气实、肝络不通所致，亦有湿热内阻，气血运行不畅而发者。此外，尚有素禀痰湿壅盛，痰热互结，下干冲任而起病者。肝热者多见腹痛较剧，经前或经期腰腹胀痛拒按，或胁肋胀痛，月经周期短，量多有块，或伴心烦易怒、舌红苔黄、脉弦数等症。湿热者又可见带下量多、色黄，小便赤涩等症，痰热者每兼见呕吐涎沫、白带黏稠、苔白腻等症。肝热者治以清热凉血通经，方用丹栀逍遥散或陆九芝清热调经汤加减，湿热者治以清热除湿，并辅以滋阴凉血化瘀，方用龙胆泻肝汤或八正散加减。痰热者治以化痰清热，方用温胆汤加川楝子、延胡索等行气活血之品。虚热痛经多因久病耗损，或房劳不节，或素禀虚弱，致肝肾阴虚，水不涵木，相火不藏，肝络不能条达所致。临床症见腹痛不剧、腰酸膝软、头晕耳鸣等肝肾亏损之证。治疗上亦为"清而通之"，但不用苦寒辛燥药物，以免阴液益损，法宜滋阴涵阳，壮水制火，并佐活血通经，多用六味地黄丸或麦味地黄丸及知母、丹皮、生地、丹参、刘寄奴等化裁。

（三）行而通之

适用于气滞血瘀者。临床症见经前或经期腹痛剧烈，小腹拒按，或胀痛连及腰胁，经后或血块排出后痛减，经色暗夹块，伴有情绪激动或抑郁不舒，舌质正常或暗紫，脉弦细涩。辨证时分清气血，看其偏于气滞或偏于血瘀。一般胀甚于痛，得嗳噫矢气则舒，兼见乳胁作胀者多偏于气滞；痛甚于胀，小腹拒按，血块大或多者偏于血瘀。偏于气滞者应调气定痛，常用柴胡疏肝散合金铃子散加减；偏于血瘀者宜行瘀定痛，常用琥珀散或膈下逐瘀汤加减。

（四）补而通之

适于虚性痛经，此多因禀赋素弱，或大病久病伤损，或房事不节，产育过多等导致气血虚弱，运行迟滞引起。虚性痛经必因虚而夹滞，方能产生"疼痛"的症状。因为单纯的气虚或血虚一般不大表现为痛，而是表现以麻木不仁为主的症状。故治疗虚性痛经多从肝肾，兼予活血行滞，常用当归、白芍、杜仲、山茱萸、女贞子、桑寄生、刘寄奴、五灵脂、赤芍、延胡索等化裁。

二、经前经后，服药因时而异

临床治疗痛经，服药方法有经前经后的不同。经前或经期腹痛者，多在经前1周连续服药，见经后即停药，以迎而夺之；经后腹痛者应在见经第1天起服药，经净停服，继予养血之方，连服3～5剂。平日可予丸剂缓调以接续药力。如此连续治疗3个月经周期，应能巩固疗效。

附：秘验方介绍

1. 气滞血瘀痛经选方

【组成】秦当归15g　赤芍药12g　刘寄奴15g　广木香7g　川芎片8g　川荜茇7g　醋柴胡6g　川楝子12g　香附米9g

【功效】活血化瘀、理气止痛。

【主治】用于经期小腹疼痛，痛处拒按，胸胁或有胀痛不适，舌紫黯，有瘀点或瘀斑，脉弦涩等证属气滞血瘀之痛经。

【用法】水煎服，日1剂。于月经前1周开始服用，经见即止。

【方解】本方为治疗气滞血瘀型痛经常选药物组成。其中秦当归、赤芍、川芎片取"四物汤"活血养血之意；醋柴胡疏肝解郁；广木香、川䓖芄、川楝子、香附理气行滞，行血中之气；刘寄奴活血祛瘀、全方共奏活血化瘀，理气止痛之功效。

【加减】根据伴症酌情加减。小腹冷痛、四肢不温者，加台乌药、淡吴茱萸各6g，小茴香3g以温中止痛，见心烦易怒，口苦便干者，加粉丹皮9g，川郁金、盐黄柏7g，龙胆草5g以清肝泻火；小腹刺痛拒按，经血块多者，加三棱、莪术各9g，桃仁12g以破血逐瘀。

【点评】痛经之机要乃"不通则痛"。故此治疗时应以"通之"为之大法。而气滞血瘀为痛经常见原因，因此治疗时每多应用理气活血之药物。使气顺血和，自然"通则不痛"。

【验案】朱某，女，29岁，已婚。1971年5月7日初诊。

12岁月经初潮，因惊惧泣啼，遂致经来腹痛，逐年加重。每病辄剧烈难耐，辗转床底。服一般止痛药无效，某院妇科诊为子宫后倾、子宫内膜异位症。询之月经周期尚准，量一般，色紫有块，块下痛可稍减。素日腰酸背楚，胁肋苦撑，乳房作胀，手心内热，带下黏稠，舌质偏紫，脉现弦细。证属气滞血瘀，冲任为病，周期将近，拟予疏肝理气、活血化瘀之治法。处方：秦当归15g，赤芍药12g，刘寄奴、三棱、莪术各10g，苏木12g，茜草、牛膝、红花各9g，醋香附9g，广木香7g，川芎片8g，川䓖芄7g，醋柴胡6g。4剂，水煎服。

二诊（5月13日）：服未尽剂，经至量多，下紫黑块，虽仍有腹痛，但已能耐受。病势得戢，再予原法，制重其剂，以荡窠臼。处方：秦当归、赤芍药各15g，刘寄奴、紫丹参各18g，三棱、莪术、怀牛膝各10g，醋香附9g，粉甘草5g。3剂，水煎服。

三诊（5月16日）：药后腹痛渐减，精神渐振，纳谷渐增，唯经尚未净，腰背仍感酸楚，拟养血调经法。处方：秦当归15g，川续断、炒杜仲、赤芍药、醋香附、川楝子各9g，延胡索4g，五灵脂7g，柴胡6g，木香、川䓖芄各6g，粉甘草6g。4剂，水煎服。

上方服后，月经已止，腰酸已除，带下淋漓。嘱口服加味逍遥丸1丸，连服10天。外用蛇床子9g，黄柏6g，吴茱萸3g，布包，泡水，坐浴熏洗，每日两次，连续10天。此后经前1周予三诊方服至经行，恪守不移，经后交替服用疏肝和营、养血调经之加味逍遥丸、坤顺丹等丸剂。调理旬月，痛经未发，复经妇检，宫骶韧带处结节消失。再两月竟已获娠。

2.脾虚痰湿痛经选方

【组成】云茯苓12g　福泽泻12g　炒白术9g　炮姜炭6g　香附、姜厚朴各9g　广陈皮6g

【功效】健脾化湿、化痰理气。

【主治】用于经期小腹疼痛，形体肥胖，神疲，头晕心悸，白带量多之脾虚痰湿痛经。

【用法】水煎服，日1剂。经前1周连续服用，经见即止。

【方解】虚证痛经按病机也责之为"不通则痛"。而治疗之法以"补而通之"。本方为健脾化湿，理气化痰之剂。其中茯苓、白术益气健脾以化湿；陈皮、厚朴理气化痰；泽泻助茯苓化湿，炮姜炭助白术温中健脾，香附行气以助化痰湿之功，全方配合，可使脾气得健，痰湿得化，经痛自然"通而不痛"。

【加减】根据伴症酌情加减。面浮肢肿，小便不利者，加车前子12g（布包）、桂枝6g，天仙藤、汉防己各9g以理气、化湿、消肿；小腹不温，腹胀便溏者，加台乌药6g，淡吴茱萸、制附片各4.5g以温中散寒；腹痛明显见瘀象者，加五灵脂、刘寄奴各12g，当归9g以活血化瘀、养血止痛。

【点评】痛经主要病因为"不通"，虚证亦以此为机要。而中焦脾胃为全身气血之枢纽，脾失健运则痰邪自生，痰湿又可夹气、夹血为患，使血脉滞涩不通，发为痛经。此方健脾化痰湿，从根本上应用"通之"之法，使病因得除，则痛经可愈也。

【验案】景某，女，29岁，已婚。1977年7月19日初诊。

据述7年前，因在风雪中践冰赶路，时值经水正行而停止，从此发现月事不调，每于经前数天，即发作小腹疼痛，并逐日加剧，常伴呕吐、腹泻、苦不可耐，俟月经既行始逐渐缓解。月经周期错后，量少有块，颜色紫黑。素常腹胀肠鸣，纳少便溏，肢体酸痛，四末欠温，间多白带，婚后4年迄未孕育。按脉沉缓，苔白略腻。此系寒湿搏于冲任，气血运行不畅所致，拟温化寒湿，兼通血脉。处方：云茯苓、福泽泻各12g，炒白术9g，藿香6g，车前子12g（布包），炮姜炭6g，桂枝6g，天仙藤、汉防己各9g，香附、姜厚朴各9g，广陈皮6g，砂仁1.5g（打粉两次冲）。5剂，水煎服。

二诊（7月25日）：药后溲利，带减，腹胀亦轻，纳食略增，肢痛未作。刻下经期将届，自觉腰酸、腹坠痛，先予温通经络，以为未雨绸缪之计。处方：秦当归12g，三棱、莪术、赤芍药、苏木各9g，牛膝、丹参、刘寄奴各12g，香附9g，醋柴胡、台乌药各6g，淡吴茱萸3g，桂枝6g。4剂，水煎服。

服上方后，于8月2日经潮，腹痛大减，吐泻未作，能够坚持工作。此次行经4天，量少有块。刻诊腹胀溲浊，带下绵绵，肢面水肿，此因脾阳不振，寒湿之邪，遂乘血去脉虚之隙，肆虐为患，故拟健脾利湿法。处方：炒白术12g，茯苓皮15g，福泽泻、萹蓄、大腹皮各9g，瞿麦穗12g，车前子、冬葵子（同布包）、天仙藤各12g，醋柴胡、姜厚朴、法半夏各9g，香附米、广陈皮各6g。4剂，水煎服。嘱服药后每日上午服妇科金丹1丸，下午服二陈丸1丸，连服20天。下次经潮前5天，服下方3~4剂。秦当归12g，三棱、莪术、泽兰叶、草红花、赤芍药、苏木、香附、炒枳壳各9g，刘寄奴、怀牛膝各12g，冬葵子、车前子各15g（同布包）。

四诊（12月29日）：上药服后，月经来潮3次，诸皆正常。现月事五旬未止，尺脉略滑，缕缕不绝，似为孕象，妊娠试验，果为阳性。嘱勿服药，善为调摄可也。

（刘志超　整理）

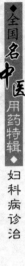

论痛经的证治 黄绳武

黄绳武（1914—1989），我国著名的中医妇科专家。出生于世代业医之家，曾先后主编《中医妇科学》（全国高等医药院校四版教材）、《中国医学百科全书·中医妇科分卷》，撰写出版了《傅青主女科评注》一书。黄老于1989年去世，生前长期从事中医临床和教学工作，精于《黄帝内经》，擅长中医内、外、妇、儿、皮肤等科，特别是在中医内、妇两科方面造诣尤深，在妇科方面尤有独到之处。对不孕症、带下病尤为擅长。

临床辨证，痛经以实证居多，而虚证较少，亦有证情复杂，实中有虚，虚中有实，虚实夹杂者，需知常达变。根据临床实践，归纳为以下三型。

一、健脾补肾、调和气血治疗少女痛经

月经提前，色淡，量少，无血块，经行腹坠胀，伴泄泻，手足凉，出汗，疲乏无力，纳差舌淡，苔薄，脉细软。其病机为脾肾不足、气血不和。治宜健脾补肾、调和气血。常用药如炒白术、炙甘草、党参、枸杞子、川芎、陈皮等。以痛经基本方（自拟方）为常用方。

二、滋养精血、活血调经治疗虚实夹杂痛经

经前或经期小腹胀痛，经血量少，行而不畅，血色紫黯有块；乳房胀痛，胸闷不舒；舌质正常，苔白，脉弦细。其病因、病机为气滞血虚。治宜滋养精血、活血调经。常用药如当归、炒白术、香附、川芎、枸杞子、白芍、鸡血藤、益母草、甘草、吴茱萸等。以痛经基本方（自

拟方）为常用方。

三、和血行气、杀虫止痛治疗虫积痛经

月经量多，经前满腹疼痛，以小腹为剧，呈阵发性绞痛；口腔轻度糜烂，舌上有虫斑；舌质稍红，苔白，脉滑数。其病因病机为虫积气滞，气滞虫行受阻，气血不和而致腹痛。治宜和血行气、杀虫止痛。常用药如当归、白芍、川楝子、甘草、麦冬、槟榔、枸杞子、枳壳，桑葚子等。常用痛经基本方（自拟方）加杀虫药。

四、活血化瘀治疗术后粘连痛经

有手术病史，术后经行腹痛加重，经前少腹冷痛，经色黯红，有血块，喜温喜按，腰胀乏力，烦躁不安，恶心欲吐；经后腹胀痛不减，平时口干口苦。但不欲饮，大便溏，纳差，舌质红，苔根部微黄，脉细滑。证属寒热虚实夹杂，又恐术后粘连。辨证与辨病结合，治以活血化瘀为主。常用药如当归、川芎、赤白芍、益母草、蒲黄、香附、延胡索、小茴香、甘草等。以活血调经方为常用方。

通过长期临床观察，痛经多见于年轻未婚女子，或继发多产房劳以后。根据痛经伴随月经周期性出现，且经期耗血伤精的特点，认为痛经发生，除冲任气血郁滞外，精伤血耗亦应是主要病理，因而临床上以虚实夹杂为主。治以养血活血为基本大法，自拟"痛经基本方"。虽有基本方，不能拘泥于此方，贵在辨证论治。子宫内膜异位症，痛经日久且寒热虚实夹杂，治以活血化瘀为主，并兼养血调经。至于虫积痛经，又全在于识证，但终不离治气治血之法。总之万变不离其宗，抓住痛经与耗血伤精关系密切的特点，治疗上处处照顾精血，气血充足，冲任流通，自无疼痛之忧。

附：秘验方介绍

1. 痛经基本方

【组成】当归10g 川芎10g 白芍20g 甘草6g 香附12g 枸杞子15g

【功效】养血活血。

【主治】虚实夹杂所致痛经，症见经前小腹胀满，经行腰酸腹痛。

【用法】水煎服，每日1剂，经前服用，至月经后4天停服。

【方解】当归、川芎为血中动药，具温养流动之机，养血之中兼行血之妙；枸杞子、白芍养肝肾精血，而无壅滞碍血之嫌；痛经乃气血为病，故加香附以补四物汤治气之不足；甘草健脾补中，调和诸药。

【加减】根据辨证酌情加减，若痛以少腹为甚，加柴胡、川楝子、延胡索等，疏肝理气止痛；若经行大便泄泻，加炒白术、茯苓健脾止泻；若伴恶心、呕吐，偏热者加竹茹，偏寒者加吴茱萸；血滞成瘀，寒瘀者加泽兰、鸡血藤、炒蒲黄，热瘀者加丹参、益母草、赤芍等。

【点评】痛经基本方乃四物汤以熟地易枸杞子，补肾而不呆滞；加香附以加强理气调经之功；甘草以调和诸药。四物乃血证第一方，功能生血之源，导血之流。以其治疗痛经，临证常加乌药、艾叶、川楝子、延胡索等行气药，以缓其补血有余、行气不足之弊。

【验案】易某，女，25岁。

每月经来潮第一天始腹痛、腹胀，痛甚时面色发白，出冷汗，恶心欲吐，严重影响学习和生活。曾口服中药治疗，症状稍有缓解。近3个月，由于精神紧张痛经症状加重，经量偏多，经色红，无血块，经5～6天净。末次月经4月16日来潮，已干净，但仍感腰腹痛，身体发胀。现症：身体困倦，大、小便正常，舌尖红，苔薄白，脉细。证属气血不和。治宜养血调气。用痛经基本方：当归10g，白芍20g，川芎9g，香附10g，甘草6g，续断12g，吴茱萸4.5g，枸杞子15g，泽兰

10g，柏子仁10g，每日1剂，经前服用，至月经后4天停服。

二诊：1984年5月18日：服药10剂，月经来潮5月12日，经行3天，量减少，腹痛消失。仅经前腹部隐痛1天，未影响工作，无恶心呕吐，大便正常。

后续服上方观察几个周期，月经周期正常，无痛经症状。

2. 活血调经方

【组成】 当归12g　川芎10g　赤白芍各10g　益母草15g　生、炒蒲黄各10g　生、炒五灵脂各10g　香附10g　延胡索10g　小茴香6g　甘草6g　九香虫10g

【功效】 活血化瘀。

【主治】 术后粘连所致痛经。

【用法】 水煎服，每日1剂，经期停服。

【方解】 本方是以当归、川芎养血活血，静中有动；调经白芍养肝血柔肝；延胡索、赤药、益母草、蒲黄、五灵脂活血化瘀、调经止痛；小茴香、香附、九香虫理气散寒止痛；甘草调和诸药。

【加减】 根据辨证酌情加减，如偏虚者加熟地黄、阿胶、山茱萸肉等；偏滞者加鸡血藤、益母草、泽兰等；有实质性结节加血竭化瘀止痛。

【点评】 自拟活血调经方是治疗术后粘连所致痛经主方，患者可间断服用，不会导致月经过多而伤正气。治疗对象以术后粘连所致痛经效果疗效较好，疼痛可以缓解。

【验案】 张某，女，27岁。初诊：1981年10月13日。

患者因痛经10年余，加重8个月来就诊。

8个月前，患者右侧卵巢囊肿切除术，术后经行腹痛加重，经前少腹冷痛，经色黯红，有血块，喜温喜按，腰胀乏力，烦躁不安，恶心欲吐；经后腹胀痛不减，平时口干口苦。但不欲饮，大便溏，纳差，舌质红，苔根部微黄，脉细滑。末次月经10月18日。妇科检查：外阴已婚型，宫体前位，稍偏右，质中，活动，两侧附件增粗，压痛（＋）。输卵管碘油造影，结果：宫颈炎及双侧输卵管炎可能。证属寒热虚实夹杂，又恐术后粘连。辨证与辨病结合，治以活血化瘀为主。泽兰10g，益母草12g，血竭9g，生炒蒲黄12g，九香虫6g，丹参15g，白术15g，川楝子10g，延胡索10g，竹茹12g，白薇10g，白芍30g，甘草6g。每日1剂，共服5剂。

二诊（1981年11月19日）：服药后经行腹痛减轻，经色转红，有小血块。经后仍感腰腹坠胀痛，痛处有手掌大小处，畏寒，四肢发凉，口干苦，苔黄腻，脉细滑。末次月经10月21日。继服上方加桂枝4.5g，牡丹皮10g，5剂。

三诊（1981年11月29日）：服药后经行无明显腹痛，色红，有少许小血块，余症亦减轻。舌偏红，苔薄黄，脉细滑。服活血调经方，当归12g，川芎10g，赤白芍各10g，益母草15g，生、炒蒲黄各10g，生、炒五灵脂各10g，香附10g，延胡索10g，小茴香6g，甘草6g，九香虫10g，以资巩固。

（王晓双　杨正乔　整理）

原发性痛经的辨证论治

金季玲

根据临床所见原发性痛经患者多表现为经期小腹冷痛，拒按，得温痛缓，有血块，经前乳房胀痛，舌黯苔白，脉弦紧。可知此病多见寒凝气滞血瘀型。

《傅青主女科》即有"寒湿乃邪气也，妇人有冲任之脉居于下焦……经水由二经而外出，而寒湿满二经而内乱，两相争而作疼痛"之论。此类患者多因经期贪凉饮冷，或冒雨涉水等，或平素过于贪凉，或久居寒冷湿地，致寒凝客于胞脉，血遇寒则凝，胞脉不畅，寒凝血瘀，不通则痛。

治疗痛经的关键在于止痛，而止痛之法，莫过于"疏通气血"，所谓"通则不痛"。临床根据原发性痛经"瘀"而作痛的病因病机，故治疗本病首重"活血化瘀"。且根据患者临床表现，辨证与辨病相结合，提出兼以"温经散寒，行气止痛"的治疗大法。故选用药物，其一宜温，因血得温则行，得寒则凝，欲其通也，必须温之；其二为止痛，凡活血化瘀药，皆有疏通气血之效，故可选择一些既能疏通气血又有止痛作用的药物。在治疗痛经时，常选药物：五灵脂、生蒲黄、延胡索、川楝子、细辛、白芷、没药、乌药、小茴香、土鳖虫、吴茱萸、香附、益母草、白芍、当归等。其中五灵脂、生蒲黄、没药、土鳖虫可活血化瘀止痛；益母草为调经要药；延胡索辛散温通，能行血中气滞，气中血滞，故专治一身上下诸痛；香附、川楝子入肝经，为疏肝解郁，行气止痛之妙药；白芍柔肝缓急止痛；吴茱萸、细辛、白芷与乌药、小茴香配伍，温经散寒止痛；当归补血调经，活血止痛。临证治疗时再随症加减，自可使气行血活，寒散痛止，痛经诸症自除。

◯ 附：秘验方介绍

1. 痛经宁

【组成】五灵脂、蒲黄、制没药、乌药、白芍、香附、延胡索、沉香各10g 当归15g 木香、川芎、肉桂各6g 吴茱萸、细辛各3g

【功效】养血活血、理气温通、缓急止痛。

【主治】用于气滞血瘀型痛经。症见经期小腹疼痛，甚则拒按，经期胸乳作胀，心烦易怒。舌红，苔薄白，脉弦涩。

【用法】水煎服，日1剂，于经前1周开始服药，至经净停药。

【方解】方中五灵脂、蒲黄、没药、延胡索活血行气止痛；乌药、木香、沉香、香附理气行滞止痛；当归、川芎、白芍养血活血、行瘀止痛；白芍缓急止痛；吴茱萸、肉桂、细辛温经散寒止痛。全方有养血活血、理气温通、缓急止痛之功效。

【加减】 一般不作加减，坚持服用全方。

【点评】治疗痛经的关键在于止痛，而止痛之法，莫过于"疏通气血"。痛经宁一方，于理气活血中寓有养血调经，全方使气血和顺，气帅血行，气血通畅，血脉通行，通则不痛，痛经自可消除。

2. 寒凝气滞为主痛经选方（经验方）

【组成】五灵脂10g 生蒲黄10g（包煎） 延胡索10g 川楝子10g 细辛3g 白芷6g 没药6g 乌药10g 小茴香6g 土鳖虫10g 吴茱萸3g 香附10g 益母草15g 白芍12g 当归10g

【功效】温经散寒祛瘀、行气止痛。

【主治】用于寒凝气滞型痛经。症见经期小腹疼痛拒按，得温痛减，或有恶心呕吐，四肢不温。舌紫黯，苔薄白，脉弦紧。

【用法】经前3～7天服药，服至经后5天，3个月经周期为1疗程。

【方解】方中五灵脂、生蒲黄、没药、土鳖虫活血化瘀止痛；益母草为调经要药；延胡索辛散温通，能行血中气滞，气中血滞，故专治一身上下诸痛；香附、川楝子入肝经，为疏肝解郁，行气止痛之妙药；白芍柔肝缓急止痛；吴茱萸、细辛、白芷与乌药、小茴香配伍，温经散寒止痛；当归补血调经、活血止痛。纵观全方，活血化瘀，行气散寒止痛，实为调理冲任气血阴阳之良方。

【加减】一般不作加减，坚持服用全方。

【点评】血遇寒则凝，气滞则不行，气滞、血瘀、寒凝致使胞脉不畅，不通则痛而致痛经，故提出"温经散寒，行气止痛"的治疗大法以治疗寒凝气滞型痛经。选用药物多宜温，因血得温则行，欲其通也，必须温之。本方既温经祛寒又理气化瘀，全方可疏通气血，消气滞血瘀，散寒凝，使血脉温通畅达，则经痛自止。

【验案】刘某，女，26岁，未婚。2007年5月16日初诊。

患者经行腹痛10年，初潮16岁，末次月经2007年4月19日，血量正常，色黯红，夹血块，经前乳胀痛，经期第1日小腹坠痛，呈坠胀感，得温则疼痛有所减轻，痛甚时四末不温，大汗淋漓。平素喜冷饮，性格内向。舌黯苔白，脉弦细。彩超提示：子宫附件未见异常。中医诊断：痛经；证属寒凝气滞血瘀型。患者平素过于贪凉，风冷寒邪客于冲任胞中，导致经血凝滞不畅，故经行小腹疼痛，血色暗红，夹血块，四末不温。性格内向，易于肝郁气滞，肝经过乳房，故经前乳房胀痛。舌黯苔白，脉弦细均为寒凝气滞血瘀之象。拟于活血化瘀、温经散寒、行气止痛。方药：五灵脂10g，生蒲黄10g（包煎），延胡索10g，川楝子10g，细辛3g，白芷6g，没药6g，乌药10g，小茴香6g，土鳖虫10g，吴茱萸3g，香附10g，益母草15g，白芍12g，当归10g，柴胡10g，路路通15g。全方达疏肝、通络、止痛之效。7剂，水煎服，1剂/日。经前3～7日始服，至经净后5日。仍宗上方化裁治疗3个月经周期，经期腹痛症状消失，随访3个月未复发。

（刘志超　整理）

论膜样痛经的证治 朱小南

朱小南（1901—1974），原名鹤鸣，江苏南通人，是名医朱南山长子。少年随父朱南山习医，其后助其父于上海创办新中国医学院，先任副院长，后继其父任院长，早年主治内、外、妇、儿各科；中年以擅治妇科而著称，其论治注重调气血，疏肝健脾补肾。临证用药慎重而辨证，对中药配方有独到的见解和心得。主要著作有《冲任探讨》《奇经八脉在妇科临证间的具体应用》《朱小南医案医话医论》等。

膜样痛经，是行经时，在经血中夹有大片子宫内膜（甚至整块子宫内膜）排出，同时伴有小腹剧痛和月经过多，直至内膜脱尽后，腹痛始缓，经血渐净。中医书籍中对膜样痛经记述较少。《萧山竹林寺女科全书》中有"经来如牛膜片，乃血气结聚"的记载，与本症较相似。膜样痛经的主要病机，乃由肝郁气滞、失于舒畅而造成冲任瘀阻。其剧烈腹痛乃由瘀滞所引起，瘀滞愈甚，则内膜难脱，腹痛愈剧。临床虽见经血较多，然仍需以行瘀破滞为治疗原则。缘因瘀血不去，则血难归经，只有瘀化滞行，内膜呈碎片状脱落，则痛能缓解，出血亦止。临床治疗，主要以阻断瘀块的形成为主，化散已经形成的瘀块为辅，是治疗本病的关键。此类患者可分为3种类型。

一、气滞血瘀型

周期性行经腹痛不移，拒按，伴肉眼见瘀块随经血自阴道排出而痛缓，伴有经前乳房胀痛，舌黯苔薄白，脉细弦。查生殖系统无明显器质性病变，瘀块经病理检查为子宫内膜组织。肝司血海，又主疏泄，肝气调达，则血海通调。因情志不畅，肝失调达，加之经前、行经期气实血盛，而致冲任气血不利，胞脉瘀阻，内膜难脱，腹痛剧烈。症属气滞血瘀，治宜活血化瘀、行气止痛。基本方药为血竭末、生蒲黄、五灵脂、延胡索、柴胡、青皮、山楂、川楝子、刘寄奴等。如经量过多者，可去柴胡、川楝子，酌加炮姜炭、大黄炭、三七末（吞服）等；若月经量少者，可去青皮、山楂，酌加三棱、莪术、炙乳香、炙没药等。

二、热灼瘀结型

周期性行经腹痛不移，拒按，伴肉眼见瘀块随经血自阴道排出而痛缓，兼有面色红赤，腹痛得凉则减，口干喜冷饮，大便干结，经量偏多，经色鲜红，舌体红赤或红紫，苔黄。症属热灼瘀结型，治以清热化瘀止痛，基本药物组成为血竭末、生蒲黄、五灵脂、延胡索、柴胡、青皮、当归、赤芍等。

三、寒凝血瘀型

除具有周期性行经腹痛不移，拒按，伴肉眼见瘀块随经血自阴道排出而痛缓等症状外，复有受寒史，面色白，腹痛得温则减，经色紫黯，舌色淡或晦暗。症属寒凝血瘀型，治宜温经扶阳、暖宫止痛。阳气虚衰，虚寒内生，冲任、胞宫失于温煦，血为寒凝，胞脉气血运行不畅，若阳虚与瘀浊交结，则经下膜块而剧痛。基本药物组成为血竭末、生蒲黄、五灵脂、山楂、青皮、肉桂、阿胶、小茴香、干姜、延胡索等。

祖国医学关于膜样痛经的记载，见《萧山竹林寺女科全书》。《妇科秘方》十四症有"经来如牛膜片"的记载，云："此症经来不止，兼如牛膜片色样，昏倒在地，乃气结成也。其症虽惊，其人无事，用朱雄丸立效。朱砂二钱，茯苓一两，共为末，水和为丸如梧桐子大，姜汤送下五十丸。"（《叶天士女科》有相同记载）此条所载经行伴有膜状物排出，甚至痛厥，与现代医学的描述诸多相似，也可能是世界医学史有关膜样痛经的最早文献。

膜样痛经的诊断，现代医学认为有三大特征。即：①行经腹痛剧烈；②经血中夹有子宫内膜样块状物自阴道排出；③块状物排出后痛经立刻缓解，并经病理检查其膜状物系子宫内膜，膜样痛经的诊断即可成立。膜样痛经产生的原因，有人认为由于雌激素和孕酮分泌过量而引起增厚的子宫内膜分解不全，以致较大的坏死块膜在排出子宫腔时反射性地刺激高度敏感的子宫而引起疝痛样收缩所致，唯这种说法目前尚无定论。临床根据痛经夹有大片膜状物排出，认为系肝郁气滞，冲任失畅，临床应用大量化膜行滞、散瘀定痛之品，撷失笑散、血竭散、通瘀煎中诸药而取舍成一首屡见效验的"化膜汤"治疗本症，获得比较满意的疗效。其化膜止痛机制尚待今后的临床实践和实验研究给以充分的论证。

⊙ 附：秘验方介绍

化膜汤

【组成】血竭末（另吞）3g　生蒲黄（包煎）15g　五灵脂10g　生山楂9g　刘寄奴12g　青皮6g　赤芍9g　大黄炭、炮姜炭各4.5g　参三七末（分吞）3g

【功效】化膜行滞、散瘀止痛。

【主治】用于气滞血瘀型膜样痛经，症见经行腹痛剧烈，经血夹有大片膜状物。

【用法】经前水煎服，每月服7～10剂，一般服用3个月到半年左右。

【方解】仿《金鉴》夺命散（血竭、没药）治胞衣不下立意，以血竭散瘀化膜、消积定痛为君；失笑散（蒲黄、五灵脂）活血散瘀止痛为臣；生山楂、刘寄奴、赤芍善能散瘀行滞；青皮疏肝破气，又可化积；尤妙在方中大黄炭、炮姜两药，一寒一热。大黄炭推陈致新，引血归经；炮姜炭去恶生新，温经止血，两者相伍，行中有止，攻补兼施；参三七为化瘀、止血、定痛之佳品；方中后三味药物的应用，能防止瘀下过度，堤决成崩，共为佐。全方诸药相互配合，既能化膜行滞又能散瘀止痛。

【加减】经前乳胀者加柴胡、罗子、路路通、丝瓜络；癥结块者加炙山甲、昆布、王不留行、芋芡丸；经期泄泻者加焦白术、怀山药、芡实；经少欠爽者加三棱、莪术、丹参；痛经甚者加炙乳香、炙没药；情志抑郁、胸闷不舒者加越鞠丸、沉香曲、四制香附丸；口干便燥者加生地、丹皮、当归、桃仁、月季花，或用栝楼仁、火麻仁；腹部有冷感者加炒小茴、制香附、淡吴茱萸、艾叶；腰脊酸楚者加金狗脊、川续断、桑寄生。

【点评】集破气行滞、活血化瘀于一身的化膜汤，主要通过调整患者整体的气血，完全或不完全地阻断瘀块的形成，且直接化散已形成的瘀块，从而促进子宫内经血的通畅，使患者获得膜化痛止或接近向愈的结果。多年临床实践证明，应用于以气滞血瘀为主症的膜样痛经患者，疗效堪称满意。

【验案】成某，女，30岁。1982年元月14日初诊。

痛经十余载，每逢经行小腹剧痛，逐年加剧，量多如冲。患者自述每当膜样物排出后痛经始缓。月经史：13岁初潮，周期30天，经量偏多，每次行经5天净。末次月经：1981年12月19日。诊脉弦细，舌暗红，苔薄。证属瘀阻气滞、冲任不畅。治拟化瘀散膜、调理冲任。药用：生蒲黄（包煎）15g，五灵脂12g，血竭（研末吞服）3g，山楂、青皮各9g，炙乳、没各3g，炮姜、广木香各4.5g，延胡索6g，参三七（吞服）1.5g。嘱服5剂。

1月20日复诊：前天月经来潮，痛经明显减轻，经量中等，未见明显大片膜样物排出。药用：当归、生山楂各9g，川芎4.5g，青皮6g，续断、桑寄生、菟丝子、金狗脊、失笑散（包煎）各12g。续服5剂。

此后，以"化膜汤"随症加减调治3个月经周期，患者经期未见膜状物排出，痛经明显减轻，病遂告愈。

（程　巍　整理）

分期化瘀治疗
子宫内膜异位症

蔡小荪

蔡小荪（1923— ），男，上海人。第三批全国老中医药专家学术经验继承工作指导老师。1939年毕业于上海中国医学院，秉承庭训光绍轩岐，深得先祖蔡小香，父香荪公之传。学术上强调妇人以气血为本，肝肾为纲；推崇辨病辨证相结合；倡导审时度势论治方法；注重补肝肾、健脾胃、调冲任，理气活血化痰诸法；擅长活用古方、小方，并因病寻药，创制专方、套方；用药以简、轻、廉、验为特色。临床擅长治疗妇科疑难杂症。

子宫内膜异位症是指具有生长功能的子宫内膜，在子宫被覆面及宫体肌层以外的地方生长繁殖而形成的一种妇科疾病。据统计，约70%的子宫内膜异位症患者有典型的继发痛经、性交不快或性交痛、不育及月经改变。大多数子宫内膜异位症患者的主要症状是继发性痛经，伴下腹部和背部进行性疼痛，常可放射至腿部。疼痛常于月经前1~2天开始。

子宫内膜异位症病机主要是肝郁气滞、瘀血阻络。治宜活血化瘀、疏肝散结。遵循经行期需控制症状，经净后以消除病灶的原则，方能取得较好疗效。

一、基本病机

子宫内膜异位症的周期性出血即"体内出血"，属中医学离经之血，此血及脱落之内膜不能排出体外或及时吸收化解，即成瘀血，故瘀血是本病发生和发展的病理基础。造成血瘀的原因及血瘀形成的病理变化比较复杂。本病致病有三大原因：一是经期产后房事不节，败精浊血混为一体；二是人流、剖宫产术后，损伤冲任及胞宫，瘀血留滞胞络、胞宫；三是邪毒侵袭稽留不去，致寒热湿瘀阻。血瘀能与多种病理机制发生相互影响、相互转化，临证必须随症应变。

二、治疗原则

子宫内膜异位症辨证以肝郁气滞、瘀血阻络者为多数，正如《血证论》中指出"瘀之为病，总是气与血交结而成，须破血行气以推除之。"治疗宜活血祛瘀、疏肝散结，可以使瘀血得化，癥瘕缩小；气血流畅，痛经减轻，冲任调和，摄精成孕；能改善子宫微循环，促进血肿、包块吸收，促进异位内膜病灶周围的血液循环，抑制异位内膜的增生、分泌和出血，吸收和消散异位内膜及结节粘连，修复因组织纤维化而引起的瘢痕，从而改善和消除临床症状和体征。治则遵循经行期间须控制症状，经净以后以消除病灶之原则。

子宫内膜异位症往往与盆腔及内生殖器各种炎症掺杂互见，炎症可加重子宫内膜异位症及其临床表现，而子宫内膜异位症能使周围组织发生局部脓肿、粘连，以致炎症加重。因此，治疗不应局限于痛经、崩漏、癥瘕等范畴，对兼有湿热或热结患者，加用大剂清热解毒、利湿导滞之品。人体的内分泌功能活动具有较强的季节倾向，气候剧变常可出现症状反复。痛经者对寒冷敏感，冬季症状发作频而剧，血崩者对热的反应明显，每至夏季则症状加重，这正是中医学所谓"寒则凝滞""热则流散"之故。因此在治疗上不能墨守成规，必须"同中辨异""动中应变"，才能提高疗效。

三、临证经验

依据历代医家治疗血腹、癥结的经验，笔者主张"求因为主，止血为辅"，"治病必求于本"。以通因通用，化瘀散结为大法，并注意到整体辨证，结合病因治疗，以调整脏腑、气血、阴阳的生理功能。在自创内异方基础上，需按照患者禀赋差异、受邪性质、病机转归、症状特点进行辨证施治。对体虚邪实者，如气虚阴亏者，可以攻补兼施，扶正散结，加以滋阴和补气之剂，以宗前人"养正积自除"之法；寒凝血瘀者，临床特征常表现为剧烈腹痛，用经痛方加重温经散寒之剂，痛势多能缓解。

◎ 秘验方介绍

1. 内异Ⅰ方

【组成】炒当归、川牛膝、赤芍、制香附、五灵脂各10g　川芎、制没药各6g　丹参、延胡索、蒲黄（包煎）各12g　血竭3g

【功效】化瘀止痛。

【主治】用于子宫内膜异位症经前、经期痛经型患者。

【用法】经前7天，每日1剂，早晚分服。连服3～6个月。

【方解】当归、川芎辛香走散，养血调经止痛；赤芍清瘀活血止痛；丹参祛瘀生新；川牛膝引血下行；制香附理气调经止痛；延胡索、制没药活血散瘀、理气止痛；蒲黄、五灵脂通利血脉、行瘀止痛；血竭散瘀生新、活血止痛。

【加减】随症加减，必要时可根据辨证酌情增减。

【点评】子宫内膜异位症痛经，多由气血不调、气机郁滞、血行不畅致小腹疼痛难忍。以四物汤加减，重在理气化瘀止痛，故临床屡屡收功，而被医家所推崇。

【验案】徐某，女，31岁。

2003年8月14日初诊。主诉：经量过多1年。结婚6年，2002年行双侧卵巢巧克力囊肿剥离术。月经7～15天或21～25天，末次月经8月13日。曾服丹那唑。此次经痛较剧，量多如注，舌质嫩红，脉细略数。证属宿瘀未清，治拟化瘀调经。处方：炒当归、生地黄、制香附、赤芍、白芍各15g，延胡索12g，丹参、川芎各6g，生蒲黄（包）20g，败酱草30g，桂枝2.5g，血竭3g。5剂，每天1剂，水煎，早晚分服。

2003年8月18日二诊，腹痛较剧，月经量多，近日略减，舌质嫩红、中根腻微黄，脉细略数。处方：炒党参、黄芪、炒怀牛膝、花蕊石各12g，炒当归、赤芍、白芍、制香附、大黄炭各10g，蒲黄（包）20g，三七2g。3剂，每天1剂，水煎，早晚分服。

药后经净，再拟化瘀散结。循环调治3周期，月事准期，经量正常，腹痛减轻。

2. 内异Ⅱ方

【组成】炒当归、生地黄、制香附、大黄炭、丹参、白芍各10g
蒲黄（包煎）30g　花蕊石20g　震灵丹12g　三七2g

【功效】化瘀调摄。

【主治】用于子宫内膜异位症崩漏型患者。

【用法】经期服用，每日1剂，早晚分服。连服3～6个月。

【方解】当归、丹参祛瘀生新；香附理气调经，以助化瘀；蒲黄、花蕊石化瘀止血；大黄炭凉血泻火、祛瘀止血；三七化瘀定痛止血；生地黄、白芍凉血养血；震灵丹化瘀定痛、震慑止血。

【加减】随症加减，必要时可根据辨证酌情增减。

【点评】子宫内膜异位症常合并月经过多，经行日久不止。本方以化瘀止痛、调经止血见长。

3. 内异Ⅲ方

【组成】茯苓、莪术各12g　桂枝3g　赤芍、牡丹皮、桃仁各10g
皂角刺30g　石见穿20g　穿山甲（炮）9g　水蛭6g

【功效】化瘀散结。

【主治】用于子宫内膜异位症经后至经前期。

【用法】经后服用，每日1剂，早晚分服。连服3～6个月。

【方解】本方为桂枝茯苓丸加味。桃仁、赤芍、牡丹皮活血化瘀；

桂枝通血脉下癥块；皂角刺溃肿散结；石见穿活血消肿；穿山甲散血通络、消肿排脓；莪术行气破血、消积散结；水蛭祛恶血，破瘀散结；茯苓安正气，引邪外达。全方有活血化瘀、散结止痛之功。

【加减】随症加减，必要时可根据辨证酌情增减。

【点评】经蔡老多年临床经验积累，在具体治疗过程中，将四期生理和妇科诸病的病理特点有机结合，制定出不同的周期调制法，并创立了一系列自拟方剂，包括治疗子宫内膜异位症之"化瘀散结周期调制法"，即经前一周及经期，痛经型患者用化瘀止痛之"内异I方"加减治疗，崩漏型用化瘀调摄之"内异II方"加减治疗，经后至经前期用化瘀散结之"内异III方"加减治疗，取得较好临床疗效。其中，生蒲黄常需据症情超量用之，多则30~60g。蒲黄本入血分，以清香之气，兼行气血，故能导瘀结而治气血凝滞之痛，且善化瘀止血，对本症经量多兼痛经者配合花蕊石尤为适宜。《景岳全书》云"当归气辛而动，味辛温，故欲其静者，当避之"，"川芎味辛温，活血行气"，临床上遇经量多者，此二药一般多弃之不用。蔡老则反其道而行之，当归常量，川芎减量，取其祛瘀生新之功，体现了正治反治法则的灵活运用。

（程 巍 整理）

子宫内膜异位症
合并不孕的治疗

司徒仪

司徒仪（1946— ），广州市人。主任医师、博士生导师。第四批全国老中医药专家学术经验继承工作指导老师。曾承担各级科研课题15项，获得各项科研成果4项。尤擅长子宫内膜异位症的中医药治疗，出版《妇科专病中医临床诊治》《现代疑难病治疗精粹》等学术著作。

子宫内膜异位症的病因主要归究于血瘀，诸种因素使离经之血当行不行，当泻不泻，蓄积而有瘀，阻碍气机，瘀阻冲任导致一系列病证。同时肾主生殖，为先天之本，肾虚封藏失司，致使血离经，或肾虚运血无力亦致血瘀。故出现"痛经""癥瘕""不孕"等病证，与子宫内膜异位症的一系列临床表现相吻合。

一、理气活血　散结消癥

子宫内膜异位症的发病机制在于血瘀，而血瘀中又以气滞血瘀为最多见，异位的子宫内膜受到性周期的作用同样产生周期性出血，这部分"离经之血"进一步形成血瘀蓄于局部，形成异位的结节、包块，即中医所称之"癥瘕"。以活血理气、化瘀消癥散结为法，拟方莪棱合剂治疗，其组成为三棱、莪术、赤芍、丹参、鸡内金等。三棱、莪术破血行气、化瘀消癥；丹参化瘀活血、调经止痛；赤芍活血凉血、通调血脉，祛瘀滞而散结；鸡内金软坚散结消癥。

二、循气血盈亏　分期调经止痛

子宫内膜异位症的患者，痛经是一个主要症状。内膜异位症之痛经多为血瘀所产生，即"不通则痛"，以实证痛经为多，治疗固当遵

"通则不痛"之治则，以行气化瘀活血为主。因循月经周期有气血盈亏的周期性生理变化，故治疗中也要顺应这一动态变化分析气血盈亏变通用药。月经期胞宫"泻而不藏"，所以在瘀血内阻的情况下，月经后由于气血随经血的外排，瘀血的状态当有相对性的改善，故对于子宫内膜异位症患者的治疗，在月经后应乘胜追击，应用活血化瘀消癥之品以加速血液黏稠度、凝聚状态的进一步改善；随着月经周期的进展，气血的长盛，壅塞经隧之瘀血阻碍了气血的运行，逐渐加重气滞血瘀的状态，治疗当以抑制瘀血的形成为目标，治疗大法仍以活血化瘀消癥散结为主，可适当增加化瘀之力；经来之时气血倾泻，但异位内膜所倾泻之离经之血，无脉道可循，故不能排出胞外，瘀积腹内，不通则痛。此时治疗方向应为控制离经之血的发生，以防经后的进一步蓄瘀。因此，此时应采用化瘀止血止痛之法（往往针对经量中等与偏多者）。治疗均以莪棱合剂为基础方，针对月经周期的不同时期加减用药。平素以莪棱合剂为基础针对不同证候求因并斟酌药力以改善血瘀状态，月经前3~5天开始以莪棱合剂为基础加减，去鸡内金等。辨寒热虚实化瘀调经止痛，常用香附、延胡索、益母草等以加强行气活血之效。经期加服蒲田胶囊（由经验方蒲田合剂研制而成，主要成分蒲黄、田七等），以蒲黄、田七等药物活血化瘀、止血止痛。其中，又要分清气滞与血瘀的主次关系，而斟酌方中药物剂量比，亦不乏有久病伤气或药过伤正而致虚者，对此类患者扶正即是行血，补气方能气行血行。

现代药理研究发现：当归、香附、白芍、甘草等药物缓解平滑肌痉挛，可解痉止痛。益母草、赤芍、川芎、生山楂等药物可收缩子宫，调整子宫收缩幅度及频率，从而促进经血排出，缓解痛经。以上药物均为气分或血分药，临床中辨证气血虚实结合药理酌情选用效果会更佳。

☽ 三、补肾活血　调周助孕

子宫内膜异位症导致不孕的根本原因在于瘀血阻塞胞脉及脉络，

两精不能结合，以致不孕。然肾是先天之本，藏精之脏，既藏先天之精又藏后天之精，为生殖发育之源，肾在主宰人体生殖功能方面起决定作用。因此，对内膜异位症不孕者必须采取攻补兼施治疗，并应按月经周期不同时期来调治。在经期采用活血化瘀、止血止痛法，以蒲田合剂或胶囊为主。在经净至排卵期应以活血理气、化瘀消癥散结法改善血瘀的病机，以莪棱合剂或胶囊为主，并需配合外治法协同治疗，令盆腔血流改善，有利于粘连松解，以及结节、癥瘕的吸收。并可调整患者的免疫功能。尤其需指出的是子宫内膜异位症不孕的病人尚存在排卵功能的障碍，形成黄素化不破裂卵泡综合征。如何促使排卵的发生是治疗内异症不孕的要素之一，此时强调破血活血利气之法，在莪棱合剂的基础之上适当选择当归、川芎、红花、泽兰等，同时加补肾益气之品。如补骨脂、菟丝子、续断之类，以利于排卵的发生。排卵后采取补肾活血法，既有利于血瘀病机的改善，又有利于孕卵的着床、发育。近年来陆续可见子宫内膜异位症患者存在黄体功能不健的报道，是子宫内膜异位症不孕的一个重要病因，临床主要表现为月经先期、经期延长等。补肾药物桑寄生、菟丝子等均有明显促进黄体功能的作用，故临证时常应用补肾活血方，药物组成为桑寄生、菟丝子、续断、当归、丹参等，每日1剂，水煎服。此时当以活血为治疗方向，而不应采取破瘀消坚散结之法，丹参苦主降泄，寒能清热，苦泄寒清之性，有活血祛瘀之功。故方中丹参用量宜轻不宜重，可选10～12g，并与当归等合用，和血活血以改善血瘀状态，补肾以利于孕卵着床与发育。回顾分析内异症不孕经治疗后受孕者在治疗前、治疗期间的月经情况，发现受孕者在最初治疗的3个月经周期后均有明显月经情况及BBT的好转。治疗中若本次月经周期患者双相体温下降，或伴经前征兆者，即采用痛经治疗的经前方调治，下一月经周期重复该周期治疗方案。

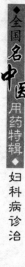

◔ 附：秘验方介绍

1. 莪棱合剂

【组成】 三棱6g　莪术6g　赤芍15g　丹参15g　鸡内金10g　浙贝母15g　当归10g　枳壳12g　鳖甲15g　水蛭15g

【功效】 活血理气、化瘀消癥、散结止痛。

【主治】 适用于子宫内膜异位症经行腹痛者。

【用法】 月经干净2～3天开始服用，每日1剂，连续服至下次月经前1天，经期停服。疗程最短3月。

【加减】 临床虚实相间者加黄芪、太子参、白术益气止血；兼热证加贯众炭，凉血止血；兼寒证加艾叶炭温经止血；经期延长加蒲黄、益母草、枳壳、鱼骨。

【方解】 三棱入血破瘀，可升可降，长于破血通经而行气消积；莪术辛苦开泄，芳烈破散，能破血祛瘀行气止痛；丹参、当归化瘀活血、调经止痛；赤芍活血凉血、通调血脉，祛瘀滞而散结；枳壳理气止痛；鸡内金、浙贝母、鳖甲、水蛭软坚散结消癥。全方理气化瘀、散结止痛。

【点评】 莪棱合剂以破血散结、化瘀止痛见长。以其作为治疗子宫内膜异位症的基本方，随证加减用药，进退便捷，临床实用有效。

2. 补肾活血方

【组成】 菟丝子15g　桑寄生15g　续断15g　当归12g　丹参12g

【功效】 补肾活血、止痛调经。

【主治】 适用于子宫内膜异位症致月经失调而不孕者。

【用法】 月经前3～5天开始，以本方为基本方加减，水煎服，每日1剂。

【加减】补肾温阳加淫羊藿、补骨脂；破血活血加川芎、红花、泽兰；促排卵加皂角刺、路路通。体虚寒者多用当归温血行血；体盛者重用丹参活血行血。

【方解】菟丝子补火助阳，长于补肾益精，可阴阳并补，既温补肾阳、健脾胃、助运化，又善走肝肾阴分，能滋水以涵木，兼补先后天于一体。桑寄生性缓气和，可升可降，专入肝肾，既能补肝肾，又能养气血。二药相须为用，阴阳并补。续断补肝肾、调血脉，行血而能和血。当归、丹参补血行血而能祛瘀生新，为调血顺经之要药。全方补肾活血、祛瘀调经止痛。

【点评】子宫内膜异位者常合并月经量多、经期延长，甚至不孕。补肾活血方补肾调经、活血化瘀，不仅消除异位内膜组织，并有促进孕育之功效。

（刘丽敏　杨正乔　整理）

内外合治
子宫内膜异位症

俞 瑾

俞瑾（1933— ），复旦大学附属妇产科医院教授、博士生导师。享受国务院特殊津贴，首批全国老中医药专家学术经验继承工作指导老师。研究项目共获上海市及部级科技奖17次，在国内外核心期刊及重要杂志发表论文130余篇，获奖论文9篇，在中国大陆及台湾、美国、法国、德国等出版专著26部，20余次应邀赴欧美、日等国讲学。从事生殖内分泌学、中西医结合妇产科学的医、教、研工作近50年，尤其擅长运用中医、针灸、中西医结合法治疗妇女各期各类疾病和疑难杂症，如多囊卵巢综合征、子宫内膜异位症、更年期综合征等。

子宫内膜异位症临床上主要表现为渐进性痛经、经期少腹及腰骶部不适、周期性直肠刺激症状，盆腔包块（经行前后，未经抗炎治疗，包块大小有明显变化）；舌质紫暗或舌体瘀斑、瘀点，舌下脉曲张瘀血，脉涩或结。

◯ 附：秘验方介绍

1. 俞氏内异方

【组成】黄芪12g 蒲黄15g 桃仁12g 水蛭9g 仙灵脾12g

【功效】益气、化瘀、补肾。

【主治】用于痛经、子宫内膜异位症及伴不孕者。

【用法】水煎服，每日1剂，早晚分服。连续治疗3个月为1个疗程。

【方解】水蛭味咸，咸能软坚，归肝经，入血分，能破血逐瘀，消癥瘕祛积聚；桃仁活血祛瘀止痛，通调经脉；蒲黄祛瘀止血、敛涩止痛；气为血之帅，气行则血行不瘀，黄芪扶正祛邪，益气温阳，鼓动血脉；仙灵脾味辛甘，性温，辛能散结以润肾，甘温缓中、通气行血益阳气，乃入命门、补真阳者是也。扶正补益之品配合攻伐逐瘀之药，祛邪兼顾本，化瘀不伤正，共奏益气化瘀补肾之功效。

【点评】补肾药能够正向调节卵巢—垂体—性腺轴，提高卵巢内分泌功能；活血化瘀药能促进瘀血吸收、松解结缔组织，改善局部粘连，俞氏内异方充分发挥了中医辨证论治与现代医学辨病论治的特点，临床值得推广。

2. 俞氏灌肠方

【组成】黄芪9g　蒲黄9g　五灵脂9g　乳香3g　没药3g

【功效】活血祛瘀、消癥止痛。

【主治】用于内异症、痛经、盆腔炎等盆腔瘀血阻滞性疾病。

【用法】1剂浓煎100ml，温度为37℃～39℃，于非月经期每日睡前保留灌肠，患者可侧卧位，肛管插入深约200mm，5～6min内缓慢灌完，保留至次日清晨便出。

【方解】五灵脂气燥而散血，生蒲黄性滑而行血，灵脂得蒲黄，活血兼以调气，气血兼顾，二者相须为用，皆能入厥阴而活血止痛、祛瘀散结。乳香、没药同为疮家圣药，虽为开通之品，但不耗伤气血，张锡纯认为："乳香，气香窜，味淡，故善透窍以理气。没药气则淡薄，味则辛而微酸，故善化瘀以理血。其性皆微温，二药并用为宣通脏腑流通经络之要药。"黄芪扶正、益气、温阳，与上药合用，免攻伐之过，增宣通之功效。全方加热后保留灌肠更能促进局部血液循环，有利于包块的吸收。经期盆腔充血加重，患者抵抗力下降，易感染，故于经期停用。

【加减】一般不作加减。

【点评】本方攻伐之力仍稍强，通过更改给药途径——采用直肠给药，更能增加血液循环，增强局部代谢，促进包块吸收。

3. 外敷方

【组成】乌头9g　艾叶9g　鸡血藤30g　红花15g　防风20g

【功效】活血祛瘀、消癥止痛。

【主治】用于内异症、痛经、盆腔炎等盆腔瘀血阻滞性疾病。

【用法】用纱布包好，蒸热敷下腹部，每次30~45min，每日1次，经期停用。

【方解】红花活血通经，祛瘀止痛，善通利经脉，为血中气药，气顺血调则疼痛自止；鸡血藤祛瘀血，生新血，补血活血而通络缓痛；艾叶温经暖宫，子宫、冲任得以濡煦则疼痛自止；乌头祛风除湿，温经止痛；防风治一身尽痛，随所引而至，乃风药中润剂也，并能杀乌头之毒。

【加减】一般不作加减。

【点评】全方活血止痛之力较强，通过热敷之法，局部加热，使血液循环加快，毛细血管扩张，药力更易渗达下焦病所，提高疗效。

（梅雪靖　整理）

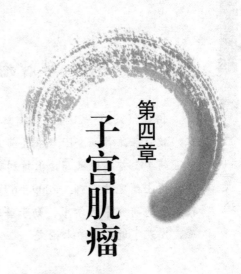

第四章

子宫肌瘤

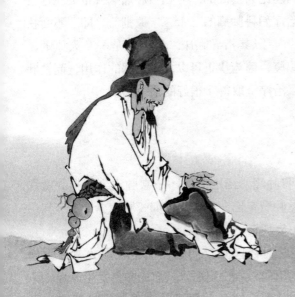

论妇科肿瘤的证治 何 任

何任（1921—2012），浙江杭州人。当代著名中医临床家、理论家、教育家，首批全国老中医药专家学术经验继承工作指导老师，中华中医药学会首届中医药传承特别贡献奖获得者，浙江中医药大学终身教授，博士研究生导师。2009年6月被授予首届"国医大师"称号。他孜孜不倦地研究中医学术，勤于著述，出版了7种研究《金匮要略》的专著，发表了近百篇学术论文。

中医学对疾病发生的认识都是按照"邪之所凑，其气必虚"、"正气存内，邪不可干"的理论为基础的。对妇科肿瘤病人也要在这方面多加考虑。我们总结了治疗妇科肿瘤的"十二字原则"，即"不断扶正，适时祛邪，随证治之"，以其指导临床。十二字是一个大原则，"扶正"与"祛邪"不可偏废，因为扶正可以加强祛邪的作用，而祛邪也是为了保存正气。在临床治疗上取得了很好的疗效。

一、临床表现

常见的妇科肿瘤有外阴肿瘤、阴道肿瘤、子宫肿瘤、卵巢肿瘤和输卵管肿瘤。以子宫及卵巢肿瘤多见，外阴及输卵管肿瘤少见。一旦患有妇科肿瘤，通常会有如下表现：

1.阴道出血　要与正常月经区别。阴道出血常表现为月经量增多，月经期延长，不规则的出血，或排出血水，血的颜色发生改变。

2.白带的改变　正常白带应该是白色糊状或蛋清样，清亮、无味、量少。当白带量增多，颜色发生改变，如脓样、血样及水样、有异味，应及时到医院进行检查。

3.下腹部出现肿块　通过盆腔检查，可以触及增大的子宫及肿块。肿块过大可以在腹部触摸到。可能有囊性感，也可有实性感，软硬程度不同。

4.下腹痛　肿瘤可以引起下腹痛，如肿瘤蒂扭转、破裂、发生炎症、出血，出现腹水等，均可出现不同程度的下腹痛、增大的肿瘤可以压迫肛门，有坠胀感。

5.大、小便改变　肿瘤压迫或侵袭可引起闭尿、尿频、血便甚至尿瘘或粪瘘。

这些都是妇科肿瘤常见的症状，无论出现哪些症状，或轻、或重，都要及时到医院检查，通过盆腔检查及各种不同的辅助检查基本可以判断。

妇科肿瘤辨证要点是按包块的性质、大小、部位、病程的长短、兼症和月经情况辨其在气在血，属痰湿还是热毒。治疗必须根据患者体质强弱，病之久暂，酌用攻补，随证施治。

二、攻邪四法

1.清热解毒法　肿瘤疾病，不管何种类型，在其发生、发展过程中，总有邪毒积聚、郁久化热之病机，而在证候上亦会时常出现口干咽燥、身烦体热、便闭尿黄、肿瘤局部灼热疼痛、舌质红、脉细数等热毒之征象。因此，清热解毒法为治疗肿瘤最常用的祛邪方法，可用于各种类型的肿瘤疾病。清热解毒药物，常选用的是板蓝根、猫人参、大青叶、野菊花、蒲公英、金银花、白花蛇舌草、三叶青、半枝莲、半边莲、干蟾皮、冬凌草、夏枯草、七叶一枝花、连翘等。现代药理研究证实，清热解毒药物具有直接抑制肿瘤、调节机体免疫功能、抗炎排毒、调节内分泌功能、阻断致癌和反突变等作用。

2.活血化瘀法　很多肿瘤疾病，在其发生、发展过程中，往往兼有瘀血内阻、凝结成块之病机，而在证候上亦会时常出现肿块触之坚硬或凹凸不平、固定不移、肌肤甲错、舌质紫黯、舌下静脉青紫、脉涩滞等血结之征象。活血化瘀之药物，常选用归尾、莪术、桃仁、红花、川芎、丹参、乳香、没药、泽兰、石见穿、蒲黄、五灵脂、水蛭、全蝎、穿山甲等。现代药理研究亦证实，活血化瘀法在治疗肿瘤疾病中具有如下作用：①增强手术、化疗、放疗、免疫治疗的疗效；②调整机体的免疫功能；③调节神经和内分泌功能；④预防放射性纤维化，减少不良反应；⑤杀灭肿瘤细胞；⑥降低血小板黏附聚集，降低纤维蛋白含量，加速纤维蛋白溶解，增加血流量，改善血液循环及机体的高凝状态，使肿瘤细胞处于抗癌药及机体免疫功能的控制下。

3.化痰散结法　肿瘤疾病在其发生、发展过程中，往往兼有痰浊内停、凝结成块之病机，而在证候上亦会时常出现肿块触之坚硬或凹凸不平、固定不移、不痛不痒、胸脘痞满、胁肋支满、呕恶痰涎、咳痰喘促、舌苔厚腻、脉濡滑等痰凝之征象。化痰散结之药物，常常选用半夏、栝楼、皂角刺、山慈姑、浙贝母、杏仁、薏苡仁、昆布、海藻、夏枯草、海浮石、生牡蛎、鳖甲、藤梨根、茯苓、猪苓等。而现代药理研究亦证实，化痰散结法在治疗肿瘤疾病中有直接杀灭癌细胞、直接抑制肿瘤的作用。

4.理气解郁法　有些肿瘤疾病在其发生、发展过程中，常兼有气机郁滞之病机，而在证候上亦会时常出现情志抑郁、胸胁胀闷、善太息、脘腹胀痛、泛恶嗳气、脉弦等气郁之征象。理气解郁之药物，常常选用川楝子、佛手片、柴胡、郁金、枳壳、厚朴、广木香、香附、陈皮、小青皮、沉香曲、青橘叶、大腹皮、八月札、九香虫等。而现代药理研究亦证实，理气解郁法在治疗肿瘤疾病中有直接抑制肿瘤、兴奋消化道、促进消化液和胆汁分泌的作用。

三、补宜三法

1.益气健脾　"脾为后天之本"，要想扶正，益气健脾乃是首要之法。从临床上观察，肿瘤患者在疾病发生、发展过程中，除出现一些局部特别症状之外，常常会出现神疲乏力、面色少华、形容憔悴、食欲不振、胃纳不展、恶心呕吐、腹胀腹泻、舌淡、苔白腻、脉濡细等症状。特别是在患者接受了各种西医治疗措施如手术、化疗、放疗等之后，更易出现如上症状。这些症状，即为脾气虚衰的表现。对于这些病人，提前采用健脾益气法治疗，就会减少甚或消除以上症状的出现，而出现之后采用此法治疗，也能减轻病情的程度，改善生存质量。现代临床和实验研究结果表明，益气健脾法治疗肿瘤，能够调整和改善处于抑制状态的免疫监视功能，发挥免疫活性细胞和活性因子的抗肿瘤作用，提高和改善患者机体的物质代谢和功能发挥，进一步增强机体的抗病能力。益气健脾法治疗肿瘤，常用的方剂有四君子汤、参苓白术散、补中益气汤等，常用的药物则有人参、太子参、党参、黄芪、茯苓、白术、灵芝、扁豆、五味子、薏苡仁、大枣、炙甘草等。

2.养阴生津 "存得一分津液，便有一分生机"，养阴生津亦是其中重要之法。肿瘤患者，或者素体阴虚，或者癌毒化火，损伤阴津，或者放疗后火毒灼伤阴津，或者化疗后脾胃受损而气血生化不足，临床上常常可见形体瘦削、口咽干燥、头晕目眩、腰酸、耳鸣、五心烦热、盗汗、大便干结、舌红、苔少、脉细数等症状，此时即需选用养阴生津之法进行治疗。现代临床与实验研究均已证明，养阴生津法治疗肿瘤，不但具有改善患者症状、提高生存质量、延长生存期的作用，而且具有减轻放化疗毒副反应、增强放化疗效果、防止手术后复发和转移的作用。养阴生津法治疗妇科肿瘤，常用的方剂有增液汤、六味地黄丸、沙参麦门冬汤等，常用的药物则有生地、天冬、麦冬、玄参、枸杞子、女贞子、何首乌、黄精、百合、玉竹、龟板、鳖甲、山茱萸肉、龙眼肉、铁皮石斛、当归、天花粉、阿胶、旱莲草等。

3.温阳补肾 "肾为先天之本"，在扶正过程中，温阳补肾亦为常用方法之一。从临床上观察，除部分患者素体肾弱阳虚之外，在疾病之后期，患者常常会出现神疲乏力、少气懒言、畏寒肢冷、腰膝酸软、大便溏泄、小便清长、舌质淡胖、苔白滑、脉虚无力等症状，此等即为肾阳虚衰的表现。采用温阳补肾法治疗，方证适宜，投药之后便可缓解甚至消除如上诸症。现代临床及实验研究结果亦表明，采用温阳补肾法治疗妇科肿瘤，可以增强机体免疫监视功能，抑制肿瘤细胞的形成和增殖，改善机体的物质代谢，提高生存质量等。温阳补肾法治疗癌症，常用的方剂有桂附八味丸、右归丸等，常用的药物则有补骨脂、骨碎补、肉桂、淡附片、杜仲、菟丝子、鹿角霜、仙茅、仙灵脾、肉苁蓉等。

附：秘验方介绍

桂枝茯苓丸加减

【组成】桂枝10～15g　茯苓10～15g　丹皮15～20g　桃仁10～15g　芍药10g　穿山甲10g　鳖甲10g　三棱15g　莪术15g

【功效】活血破瘀、散结消癥。

【主治】多用于妇人小腹有形癥块，如近代常用于治疗良性子宫肌瘤、卵巢囊肿等。

【用法】水煎服，每日1剂。连服3个月。

【方解】方中用桂枝温通血脉，芍药行血中之滞以开郁结，茯苓淡渗以利行血，与桂枝同用能入阴通阳，丹皮、桃仁破瘀散结消癥，鳖甲、穿山甲以软坚散结、化瘀消癥，三棱、莪术以行气活血止痛。

【加减】兼有神疲乏力、面色少华、形容憔悴、食欲不振脾虚证者加党参、黄芪、白术等；兼有畏寒肢冷、腰膝酸软肾虚者加补骨脂、骨碎补、肉桂等；兼有胸脘痞满、胁肋支满痰湿证者加半夏、栝楼、薏苡仁等。

【点评】何老多年临床实践证明，本方有较好的活血破瘀、散结消癥效果。现代研究其药理作用主要有改善血液流变性，抗血小板聚集，调节内分泌功能，抗炎，镇痛，镇静，抗肿瘤等作用。

【验案】杨某，女，29岁。1992年7月13初诊。

患者因小腹两侧持续性剧烈疼痛10天，伴发热，T39℃，于1992年6月5日到某妇科医院急诊。经妇科等检查，确诊为右侧卵巢肿瘤扭转伴感染，即住院做手术治疗。术中发现为右卵巢胚胎瘤破裂，大出血，伴感染。手术后做化疗1次，体力明显不支。血象、生化检查示：WBC1.2×10^9/L，Hb78g/L。AFP>3000μg/L（正常值<40μg/L）。医院认为暂不宜再化疗，要求中医治疗。诊得：神倦、虚乏、面色灰白、腹胀、少腹疼痛、口干、纳呆、夜寐不安，苔中厚腻，脉濡。病机属正虚邪滞，治则为扶正祛邪、消癥抗瘤。药用：西洋参（另煎）3g，黄芪、生地、猪苓各18g，冬虫夏草（另炖）4g，霍山石斛5g，半枝莲、七叶一枝花、石见穿各15g，蒲公英、藤梨根各30g，延胡索9g。14剂。

7月27日二诊：上药服14剂后，腹胀、腹痛减轻，口干、寐差、面色不华等好转。血象、生化检查：WBC3.2×10^9/L，Hb105g/L，AFP600μg/L。药已奏效，原方加薏苡仁60g（薏苡仁另煮，空腹服汁）。15剂。

8月31日三诊：自感效果较好，连服31剂，体征明显改善。血象、生化检查：WBC4.2×10^9/L，Hb110g/L，AFP40μg/L。效不更方，续服。

10月8日四诊：体征基本消失，身体恢复较佳，血象、生化检查均已正常。前方续服，以期巩固。

1993年3月5日五诊：体征消失，体力恢复良好。血象、生化及CT、B超等检查均正常。其坚持服药，于1993年11月初做再次复查，一切正常，即于1993年11月中旬上班工作。1994年3月又做复查，病情稳定无殊。

（安艳红　李宏贺　整理）

论子宫肌瘤的证治　李衡友

李衡友（1925— ），江西省妇幼保健医院主任中医师，兼江西中医学院教授。1992年获国务院特殊津贴。曾荣获多项国家和省部级科技大奖，其中与杨学志等创建"三品一条枪"锥切治疗早期宫颈癌新疗法获多项大奖，在全国性及国际学术会议交流，在国家级、省级杂志发表论文40余篇，为江西省中医药学术带头人之一。

长期从事中医、中西医结合临床、科研和教学，专攻中医妇科，治疗不孕症、功能性子宫出血、盆腔炎以及子宫肌瘤，效果良好，治疗早期宫颈癌尤为擅长。

子宫肌瘤是妇女常见的良性肿瘤，属于中医学的"癥病"范畴，而其临床症状又与月经过多、崩漏有关，多发生于中年妇女。从病因、病机来讲，多由于郁怒伤肝或思虑伤脾，致肝脾郁结，功能失调，气滞血瘀久而成癥。西医学认为该病与内分泌失调、雌激素过高有关。治疗上则根据肌瘤的大小及患者的具体情况，权衡服药及手术的利弊，如属于中医药适应证范畴，则在辨证的基础上，加用活血化瘀、软坚消瘤之中药。

子宫肌瘤由气滞血瘀日久而成，属于实证，但临床上往往出现虚实夹杂之证。在治疗上则应分清虚实，辨证施治，根据疾病的发生和发展不同时期的主要矛盾采取不同的治疗方法，或攻或补，或攻补兼施。根据临床实践，归纳为以下3型。

☯ 一、气滞血瘀证

月经量多夹有瘀块，经色紫黯，小腹胀痛，拒按，瘀块排出则痛减，或腰胀、乳房胀，舌质正常或黯红，或舌边有瘀点，脉弦或沉。

其病机为肝气郁结，阻滞经脉，血行受阻，气聚血凝，积而成块。治宜疏肝理气、化瘀软坚。常用药如金疮小草、白英、瓜子金、橘核、海蛤粉、薏苡仁、川楝子、丹参、赤芍、莪术、黄药子等。金英合剂（自拟方）、逍遥散、橘英合剂（自拟方）为常用方。

二、阴虚肝旺兼血瘀证

月经量多或淋漓不净，头晕腰酸，手足心热，性急易怒，心烦失眠，舌质红或有裂纹，苔少或苔薄黄，脉弦细或细数。其病因病机为素体肝肾阴虚，癥病既成日久阴血亏耗，以致阴虚肝旺。治宜软坚散结、养阴平肝。常用药如白毛夏枯草、白毛藤、瓜子金、橘核、鳖甲、女贞子、旱莲草、夏枯草、昆布、龟板等。金英合剂、橘英合剂为常用方，经前3～5天可用自拟方参乌合剂（党参、何首乌、怀山药、白及、续断、女贞子、旱莲草、仙鹤草、蒲黄炭）加白头翁、北沙参、秦皮。

三、气阴两虚兼血瘀证

月经量多或夹少许血块，或经期延长，头晕心悸，腰痛乏力，下腹坠胀，面色萎黄或㿠白，口干，舌质淡红或有裂纹，或边有瘀点，苔薄白或薄黄，脉沉或细。其病因病机为体质素差，患病日久，长期经血过多，致气阴两伤。治宜益气养阴、化瘀软坚。常用药如金疮小草、白英、瓜子金、橘核、鳖甲、党参、怀山药、茯苓、丹参、赤芍等。金英合剂、橘英合剂为常用方，经前3～5天可用参乌合剂。如肌瘤较大者加莪术、黄药子。

子宫肌瘤是常见的女性生殖器良性肿瘤，多发于40岁以上妇女。中医学认为子宫肌瘤多由于肝脾郁结、功能失调、气滞血瘀日久而成。临床上大多数患者无明显症状，仅在妇科检查或其他妇科手术时偶然发现。妇科检查可扪及增大而不规则的子宫或触及肌瘤结节，附件均无异常；超声可测到子宫肌瘤大小、部位、形态。子宫肌瘤的临床表现常与肌瘤的生长部位、大小、生长速度等有关，主要症状有月经失调、腹块及压迫症状等。子宫肌瘤既由气滞血瘀而成，属于实证，为何临床上还常出现虚实夹杂之证呢？这主要与患者素来体虚及病程有关。例如素体肝肾阴虚，患子宫肌瘤后月经过多，则阴愈虚而肝阳偏旺，致血失所藏而妄行，因而月经量更多，并出现一系列阴虚肝旺兼血瘀证型。又如体质素虚，患子宫肌瘤后长期经血过多，致气阴两伤而出现气阴两虚兼血瘀型。总的治疗原则，除气滞血瘀型体质较壮实者偏重于攻外，一般多采取攻补兼施，或寓攻于补，或寓补于攻，并注意攻不伤正，补不留瘀，正如《医学入门》言"善治癥瘕者……衰其大半而止，不可猛攻峻施，以伤元气"。治则是以活血化瘀、软坚消瘤为主，辅以理气散结、清热解毒。对阴虚肝旺血瘀者，佐以养阴平肝；对气阴两虚兼血瘀者，应以益气养阴，兼活血化瘀，以达到癥消体健的目的。中药治疗鸭卵大以及超鸭卵大的早期子宫肌瘤疗效较好，尤以表面平滑的壁间肌瘤效果良好。对于鹅卵大以上的肌瘤，尤其是浆膜下肌瘤、黏膜下肌瘤，仍以手术治疗为宜。根据长期临床实践，常用的自拟方如溶纤冲剂、金英合剂、橘英合剂为主方结合辨证分型加减用药，治疗早期子宫肌瘤，取得较好的疗效，免除了部分患者手术治疗的痛苦。

◯ 秘验方介绍

1. 金英合剂

【组成】金疮小草（白毛夏枯草）18～24g　白英（白毛藤）18～24g　瓜子金15g　橘核12g　鳖甲（先煎，如缺鳖甲，以海蛤粉或牡蛎代）12g　化橘红6g　薏苡仁15g　琥珀末（入煎）3g

【功效】活血化瘀、软坚消瘤。

【主治】鸭卵大以及超鸭卵大的早期子宫肌瘤。

【用法】水煎服，每日1剂，经期停服。

【方解】 本方是以白毛夏枯草、白毛藤活血化瘀、清热消瘤为主，再辅以瓜子金清热活血，化橘红化痰行滞，鳖甲养阴软坚，橘核理气散结，薏苡仁健脾利湿，琥珀化瘀行水，全方共奏活血化瘀、软坚消瘤之功。

【加减】 根据辨证酌情加减，如气滞血瘀者加川楝子、赤芍、莪术等；阴虚肝旺兼血瘀者加女贞子、旱莲草、夏枯草等；气阴两虚兼血瘀者加党参、怀山药等；如素有胃病，食欲欠佳者，加茯苓、鸡内金、白豆蔻。

【点评】 金英合剂重用活血化瘀、清热消瘤的草药白毛夏枯草、白毛藤、瓜子金，药性平和，重用、久用无任何不良反应，而未采用某些活血化瘀重剂，使子宫肌瘤患者可以长期服用，不会导致月经过多而伤正气，体现了"衰其大半而止，不可猛攻峻施，以伤元气"之意。

【验案】 高某，37岁。

月经量多夹有血块5年余。经期前后有黄水样分泌物，腰痛，下腹胀，经前乳胀，胸闷。舌红边黯，苔薄白，脉弦，面额部分色素沉着呈碟形。妇科检查：外阴、阴道均正常，宫体前倾，鸭卵大，前壁突出，质硬，活动，附件（－），宫颈光滑。超声波检查：子宫大小60mm×70mm×50mm，偏左侧，波呈衰减。证属气滞血瘀型癥病。治宜疏肝理气、化瘀软坚。用主方金英合剂：金疮小草18～24g，白英18～24g，瓜子金15g，橘核12g，鳖甲（先煎）12g，化橘红6g，薏苡仁15g，琥珀末（入煎）3g。先后加入丹参12g，赤芍10g，莪术6g，黄药子6g，昆布10g等，间服逍遥散加减。每日1剂，共服金英合剂加味40剂，逍遥散加减5剂。

二诊：服药后妇科检查：宫体前倾，稍大，稍硬，附件（－）。续服金英合剂加味65剂以巩固疗效。

2. 橘英合剂

【组成】 橘核12g　白毛夏枯草18～24g　白毛藤15g　瓜子金12g

薏苡仁15g　鳖甲（先煎）12g　化橘红10g　丹参12g　琥珀末5g

【功效】理气散结、活血化瘀、软坚消瘤。

【主治】适用于鸭卵大小以及超鸭卵大的早期子宫肌瘤，尤其对表面平滑的壁间肌瘤。

【用法】水煎服，每日1剂，经期停服。

【方解】本方是以橘核、白毛夏枯草、白毛藤理气散结、活血化瘀为主，再辅以瓜子金清热活血，薏苡仁健脾利湿，鳖甲养阴软坚，化橘红化痰行滞，丹参活血祛瘀、消癥散结，琥珀化瘀行水，全方共奏理气散结、活血化瘀、软坚消瘤之功。

【加减】根据辨证酌情加减，如气滞血瘀者加川楝子、黄药子、莪术等；阴虚肝旺兼血瘀者加龟板、昆布、夏枯草、珍珠母等；气阴两虚兼血瘀者加党参、茯苓等；如素有胃病，食欲欠佳者，加陈皮、鸡内金、怀山药。

【点评】自拟方橘英合剂是治疗子宫肌瘤主方，一般子宫肌瘤患者可长期服用，不会导致月经过多而伤正气。治疗对象以鸭卵大以及超鸭卵大的早期子宫肌瘤临床疗效较好，尤以表面平滑的壁间肌瘤效果良好。

【验案】刘某，40岁。

月经量多，一年半前曾诊断为子宫肌瘤。头晕腰酸，白带多，阴部稍热，目干涩，便结。舌质红，略有裂纹，苔少，脉沉。妇科检查：外阴阴道正常，宫体后倾，偏左，如鹅卵大，质硬，活动，附件（-），宫颈肥大。超声波检查：子宫大约100mm，增益后波型部分呈衰减。诊断刮宫：宫腔长90mm，宫腔后壁凹凸不平。病理报告为晚分泌期宫内膜。证属阴虚肝旺型癥病。治宜软坚散结、养阴平肝。用主方橘英合剂：橘核12g，白毛夏枯草18～24g，白毛藤15g，瓜子金12g，薏苡仁15g，鳖甲（先煎）12g，化橘红10g，丹参12g，琥珀末5g。先后加女贞子10g，白芍10g，夏枯草10g，昆布10g，莪术6g，黄药子6g等药。每日1剂，断续共服135剂。

二诊：服药后患者诉月经正常已3个月，除稍有头痛外，余无不适，而自行停药。

随访复查：宫体后倾，复位后近正常大，质中，活动，附件（-），宫颈光滑。超声波检查：子宫前后径50mm，波形正常。月经正常，身体健康。

（潘群玉　整理）

子宫肌瘤的病机
分析及分期治疗   刘云鹏

子宫肌瘤为妇科常见多发肿瘤，多生长于子宫体部，按组织部位分，可分肌壁间肌瘤、浆膜下肌瘤及黏膜下肌瘤，体积大者于腹部可触及包块，伴有或痛，或胀满，或阴道出血溢液等症，属于中医学"癥瘕"范畴。中医学认为，脏腑不和，气机阻滞，气聚为瘕，瘀血内停，血结为癥。临床者以瘀血阻滞者多见。

一、病机多因瘀滞而成

子宫肌瘤患者除少数浆膜下肌瘤可无症状之外，多伴有经期延长，月经量增多，有血块，或有经行腹痛，或腰腹不适等症状，肌瘤体积大者可于腹部扪及包块。中医学认为癥瘕之成因盖以瘀、滞而成。瘀血停滞于胞宫，"恶血当泻不泻，衃以留止，日以益大"，形成肌瘤。瘀血内停，血不归经，故而经期延长，经血量多，经血有块；瘀血阻滞，不痛则痛，故部分患者可见经行腹痛，或腰腹不适等瘀阻血脉之象；瘀久成癥，癥者坚硬成块，固定不移，推揉不散，病属血分，故肌瘤日久，可于腹部扪及实性包块。加之，患者患肌瘤日久，瘀血阻碍，新血不生，出血量多，患者气血俱虚，形成虚实错杂之证，亦有体质偏寒、偏热的不同，但其总的病机，均为瘀血内停，阻滞血脉而成。

二、非经期与经期的治疗

（一）非经期活血化瘀消癥

子宫肌瘤非经期患者当以活血化瘀消癥为主。通过长期的临床实践，自拟子宫肌瘤非经期方治疗本证。子宫肌瘤非经期方攻破之力较强，适合子宫肌瘤病的非经期治疗。药物：当归、川芎、地黄、刘寄奴、桃仁、红花、昆布、海藻、三棱、莪术、土鳖虫、丹参、白芍、鳖甲。随症加减：少腹胀者，酌加木香、香附以行气消胀；腰胀痛者，酌加乌药、牛膝以理气活血止痛；头昏眩者，酌加夏枯草、石决明以清热平肝；心慌气短者，酌加党参、黄芪以益气生血。

（二）经期活血养血，调经消瘕

月经期患者经血下行，以活血消瘕为原则外，应养血以缓消瘕块。以自拟子宫肌瘤经期方治疗，活血之余，养血止血，较适合月经期血量较多的子宫肌瘤患者。药物：当归、地黄、白芍、茜草、丹参、阿胶（兑）、川芎、益母草、蒲黄炭、紫草根、刘寄奴。随症加减：月经量多如注者，酌加赤石脂、棕榈炭、乌贼骨、煅牡蛎以止血固冲；偏热者，酌加炒贯众、地榆炭以清热止血；偏寒者，酌加姜炭、艾叶炭以温经止血；腰痛者，酌加续断、杜仲以补肾止痛；小腹胀，酌加香附、枳壳以理气消胀。

子宫肌瘤患者或因气滞，或因痰湿，或因热，或因毒，其病机仍以瘀阻于内为根本，治疗当以活血化瘀为其大法。我们总结多年经验，根据女子生理特点，制订出经期与非经期的治疗方案，根据月经期与非经期的不同气血变化，或活血化瘀消瘕，或活血养血，化瘀消瘕，使瘀血得散，气血得调，消除瘕瘕，收效良好。

☯ 附：秘验方介绍

1. 子宫肌瘤非经期方

【组成】当归9g　川芎9g　地黄9g　白芍9g　桃仁9g　红花9g
昆布15g　海藻15g　三棱9g　莪术9g　土鳖虫9g　丹参15g　刘寄奴15g　鳖甲15g　青皮9g　荔枝核9g　橘核9g

【功效】 活血化瘀、消癥瘕。

【主治】 主要用于子宫肌瘤的非经期治疗，常见症状为少腹痛，脉沉弦，舌质暗有瘀点，舌苔薄。

【用法】 水煎服，每日1剂。连服3～6个月。

【方解】 子宫肌瘤属于"癥"的范畴，多由瘀血形成，治疗以活血化瘀、消癥为法。本方祛瘀生新消包块，方中桃红四物汤养血活血，三棱、莪术破血消积，昆布、海藻软坚散结，土鳖虫、刘寄奴破血逐瘀，鳖甲散结消癥，丹参养血活血，青皮、荔枝核、橘核理气散结，气行则瘀血消散，全方祛瘀之中寓养血之意，持续服用或为丸缓图，常能收效。

【加减】 根据兼症酌情加减。少腹胀者，加木香9g，香附12g；腰胀痛者，加乌药9g，牛膝9g；脉弦硬、头昏眩者，加夏枯草15g，石决明18g，失血过多、心慌、气短者，加党参15g，黄芪18g，以益气生血。

【点评】 子宫肌瘤的病机，因瘀阻内停所致。故治疗当以活血化瘀消癥为其大法。非经期，当投以破血之品以加大消"癥"之力。非经期方攻破力较强，比较适合非月经期应用，可达破血化瘀消癥之效。

【验案】 林某，女，43岁，已婚。入院日期：1988年2月5日。

患者月经过多3年余，加重半年。每次行经2～4天，量多如注（平均1个多小时换纸1次）。无腰腹部疼痛，月经周期尚正常，经前3天乳胀，舌质暗红，苔黄，脉弦（82次／分）。妇检：子宫鸭蛋大，质硬，右侧附件可触及一囊性包块，边界不清；左侧增粗，压痛（＋）。1988年1月18日B超探查：子宫切面内径68mm×56mm×45mm，其内可见一32mm×21mm大小等回声光团，子宫后出现一50mm×21mm大小包块回声。后方伴增强效应。2月6日查血常规：血红蛋白80g/L，红细胞$2.76×10^{12}$/L，血小板$98×10^{12}$/L。中医诊断：癥瘕。西医诊断：①子宫肌瘤；②附件包块。治疗：活血理气、化瘀消癥。方药给予非经期方加味：鳖甲15g、当归9g、川芎9g、赤白芍各9g、玄参15g、红花9g、三棱12g、夏枯草15g、昆布15g、海藻15g、刘寄奴12g、土鳖虫

6g，生地9g，莪术12g，桃仁9g。另配以化癥丸10g口服，每日两次。桂苓液100ml保留灌肠，1次／日。经期给予经期方加味，停服化癥丸及灌肠。

住院期间，患者月经来潮3次，经量减少。于3月11日B超复查：子宫肌瘤缩为20mm×18mm，右侧附件区有一26mm×16mm大小低回声光团，边界清晰。继守原方治疗。于4月8日再次B超复查，肌瘤及附件包块均消失。妇检未发现异常。共住院67天。

2. 子宫肌瘤经期方

【组成】当归9g　地黄9g　白芍9g　茜草9g　丹参15g　阿胶（兑）12g　刘寄奴15g　益母草12g　蒲黄炭9g　紫草根15g　川芎9g

【功效】活血养血、调经消癥。

【主治】用于子宫肌瘤的经期治疗，常见症状为经来量多，或兼少腹疼痛，脉沉弦，舌质暗，舌苔薄，或有瘀点。

【用法】水煎服，每日1剂。月经期服用。

【方解】子宫肌瘤在经期往往出血量多，其治疗应以养血、活血、止血为法。本方当归、川芎、地黄、白芍养血活血，阿胶养血止血，丹参、茜草、刘寄奴、益母草、蒲黄炭活血止血，全方养血之中兼有活血之味，调经之时顾及消癥散结，适用于子宫肌瘤的经期治疗。

【加减】根据伴症酌情加减。经来量多如注者，加赤石脂30g，棕榈炭9g，乌贼骨9g，煅牡蛎30g。若偏热者，可加炒贯众9g，地榆炭9g。偏寒者，可加姜炭6g，艾叶炭9g。心慌、气短者，加党参12g，黄芪15g，以益气摄血；气虚下陷，小腹坠胀者，可服补中益气汤加味。腰痛者，加杜仲9g，续断9g；小腹胀者，加香附12g，枳壳9g，或加橘核9g，荔枝核9g等。

【点评】"瘀"为子宫肌瘤致病之基本病机。故治疗上当以"化瘀"为其大法。但女子经期经血外泄，子宫肌瘤患者常月经量多，故而主张经期化瘀，尚应注意养血止血。此方既活血化瘀又可养血止血，使瘀化而不伤血，养血而不留瘀，经期使用，既可消癥，又可调经。

【验案】刘某，女，44岁，已婚。入院日期1988年6月1日。

主诉：月经过多10余年，B超发现子宫肌瘤3天。

现病史：患者1975年上环后月经量开始增多，去年9月份取环后月经量仍多，色暗红，有块，5天净。经期感头昏，下肢水肿，无腰腹痛。今年5月28日B超发现子宫肌瘤20mm×15mm大小。门诊以癥瘕（子宫肌瘤）收住。入院时头昏，双下肢水肿，精神、饮食、睡眠尚可，二便调，舌质淡暗，苔黄，脉弦（78次/分 。末次月经1988年5月16日。妇检：子宫水平位，常大，活动，无压痛，双附件（-）。6月4日B超：子宫切面形态正常，内径58mm×53mm×43mm，其内见有一20mm×17mm大小等回声光团，周边有晕带。双附件（-），提示子宫肌瘤。入院时查血常规：Hb95g/L，RBC3.28×10^{12}/L，PLT92×10^{12}/L。

中医诊断：癥瘕。证属瘀血内停兼气血双亏。西医诊断：子宫肌瘤。

治疗：活血消癥兼以补虚。给予非经期方加减：当归9g，赤白芍各12g，川芎9g，生地9g，丹参15g，茯苓15g，昆布15g，海藻15g，三棱9g，莪术9g，刘寄奴15g，䗪虫6g，桃仁9g，鳖甲9g，党参12g，红花9g。

服药3剂后，头昏、心悸减轻。继守上方10剂，并配合灌肠。其月经于6月9日提前7天来潮。月经期改以经期方加味以养血活血：熟地9g，当归9g，川芎9g，刘寄奴9g，阿胶（兑）9g，蒲黄炭9g，益母草9g，丹皮9g，白芍9g，茜草9g，党参12g，紫草根12g。3剂。

服药后月经来潮，3天即净，经量较前减少。后仍改用非经期方口服，守原方15服。

6月29日，为月经前期，患者自觉乳胀有块，无腰腹痛，舌质暗红，苔黄，脉软（80次/分）。守非经期方去党参、茯苓，加柴胡、夏枯草以加强疏肝清热凉血的作用。

7月4日，患者乳胀甚，右胁下胀痛，腹胀口苦，舌暗红，苔黄，脉弦，中药改为调经Ⅰ号方加味以加强疏肝理气之功：柴胡12g，当归15g，益母草15g，甘草3g，白术9g，茯苓9g，郁金9g，赤白芍各15g，川芎9g，香附12g，枳壳9g，玄参15g。2剂。

7月6日，患者此次月经提前5天于昨日来潮，色红，无块，无腰腹痛，乳房胀，精神较差，舌质暗淡，脉软。今日中药改用经期方加减：熟地9g，当归9g，川芎9g，刘寄奴9g，阿胶（兑）9g，益母草15g，丹皮9g，蒲黄9g，党参12g，白芍9g，茯苓9g，紫草根12g，茜草炭9g。5剂。

7月11日，患者此次月经4天净，经量正常。今日复查B超：子宫切面内径59mm×46mm×41mm，其内未见异常回声，双附件未见异常回声。患者现月经恢复正常，肌瘤消失，病告痊愈，共住院44天。

（刘志超　整理）

论子宫肌瘤的证治　沈仲理

沈仲理（1912— ），浙江慈溪人。著名中医学家、中医教育家，上海市名中医，享受国务院特殊津贴。主持的卫生部课题"中医中药治疗子宫肌瘤的临床和实验研究"曾获1990年上海市科技进步三等奖，1991年获国家教委科技进步三等奖。

子宫肌瘤是女性生殖器官中最常见的良性肿瘤。其临床主要表现为子宫出血，腹部肿块，压迫症状，疼痛，白带增多，不育及循环系统症状。多发生于30～50岁妇女。本病属祖国医学"癥瘕""崩漏"范畴。

其发病主要是由于经期或产后，胞脉空虚，风寒湿热乘虚侵袭，凝滞气血；或因房事不节、余血未净，精血相搏；或忧思恚怒、脏腑失调。气血不和，瘀血停滞，积而成癥。正如《妇人大全良方》所云："妇人腹中瘀血者，由月经闭积或产后余血未尽，或风寒凝瘀，久而不消，则为积聚癥瘕矣。"癥瘕即成，又可因脏腑统藏失职，冲任不固；或因瘀血内阻胞宫，新血不得归经；或因瘀血凝结日久，郁而化热，迫血妄行而导致崩中漏下。其主要症状是经血过多，故在治疗中还必须注意"化瘀不动血，止血不留瘀"的治疗法则，以达到止血并控制肌瘤的发展，或消散肌瘤，逐步恢复子宫正常功能的目的。

子宫肌瘤的病程一般较长，瘀血凝结日久必致化热，如再过用温化散瘀之品，恐其出血更甚，笔者在临床中总结出消瘤缩宫的有效药物，如贯众、海藻、夏枯草、半枝莲、水红花子、鬼箭羽、蛇莓、马齿苋等。这些药大都既可化瘀又无破气动血之弊，在辨证论治基础上灵活应用。其中贯众、鬼箭羽二药，既有破癥散结之功，又有疗崩中下血之效，对子宫肌瘤兼有出血过多者甚为适用。在消瘤过程中，仿东垣五积诸方之意，每将消瘤攻削之品与健脾益气之药同用，以维护脾胃，又有助于药力的发挥。并汲取了李东垣"散肿溃坚汤"之长，将海藻与甘草相反之品投于一方，取其相反相成，以助消瘤攻坚之效。

本病临床症状以出血多见，故止血亦为重要，兼顾消瘤。平时以消瘤为主，兼顾养血调血，用药各有侧重。另外，根据本病特点，应以化瘀止血为主，又按临床兼有阴虚、气虚之不同，或以滋阴凉血止血，或以益气健脾摄血。在滋阴凉血时，尤宜重在滋阴，盖水足则火自灭，火灭而血自循经。

治疗本病，要从整体出发，注意辨清虚实，掌握攻补时机。其常用方法有活血化瘀、清热解毒、滋阴降火、健脾益气等。基本方为：生地、白芍、生贯众、海藻、鬼箭羽。夏枯草、石见穿、天葵子、半枝莲。临床上再根据具体情况酌情加减。总之，诸法的应用，以达扶正祛邪、邪去正安为目的。

（一）活血化瘀法

子宫肌瘤的形成，往往由于瘀血作祟，故治疗应首推此法。其适应证为：或崩或漏，或经行不畅，经色紫或有紫黑血块，小腹胀痛拒按，舌质紫暗或边有瘀斑，脉沉弦或涩。常用方为：基本方加丹参、赤芍、延胡索、川楝子；经期出血多者，常选用花蕊石、鹿衔草、炒五灵脂、蒲黄、参三七、血竭。

（二）清热解毒法

经期产后，正气不足，易感受邪毒。热毒蕴结，以致气血煎熬成块，阻于胞中。故清热解毒法也为治疗此疾的重要法则。其适应证为：月经先期量多，质稠黏，经后带下绵绵，色黄、质稠，气味秽臭，腹痛隐隐，舌质红苔黄腻，脉数。常用方为：基本方加知母、黄柏、败酱草。

（三）滋阴泻火法

瘀血凝结日久，化热伤阴，加之热迫血行，致崩中漏下，使机体常处于阳有余而阴不足的状态，故滋阴泻火法也为常用。其适应证为：月经先期量多，或崩或漏，经色鲜红或紫红，质稠黏，面赤口干，心烦不寐，手足心热，大便干结，舌质红，苔少或薄黄，脉弦细或数。常用方为：基本方加沙参、白薇、炙龟板、熟地。经期出血过多者，加紫草、水牛角、丹皮、仙鹤草、羊蹄根以凉血止血。

（四）健脾益气法

脾胃为后天之本，气血化生之源。饮食劳倦，忧思伤脾，以致脾气虚弱，运化无力，统血失司，进而造成气血瘀滞，结于胞宫，而成癥瘕。健脾益气法的适应证为：月经先期量多，或崩或漏，色淡红质稀，面色萎黄，神疲乏力，头晕心悸，面浮足肿，腹胀便溏，舌质淡暗或胖，边有齿痕，脉沉细。常用方为：基本方去生地、白芍，加党参、黄芪、山药、白术、黄精等。经期出血量多者，加煅龙骨、煅牡蛎、升麻、三七、地锦草。

上述四法的应用，因人因证而治宜。或有主有次，或参合并用，或以一法贯穿始终。用药虽各有侧重，但清热解毒、化瘀消瘤之品则贯穿每一证型之中。病之初起，邪浅正未虚，当因势利导，以攻为主；癥瘕结聚日久，正气已经受损，治疗亦当虚实兼顾，攻补兼施。"消瘤不忘止血，止血兼顾消瘤"。子宫肌瘤的治疗，不宜过用温化散瘀之品，虑其出血更甚。据《本草纲目》记载，生贯众可以治腹中邪热之毒，鬼箭羽性味苦寒、破血通经，又可以止血崩消癥瘕，尤适用于临床兼有出血过多者。天葵子甘寒，有消肿散结功能。十八反中甘草与海藻相反，却用甘草配海藻治疗此病，是仿李东垣的"散肿消坚汤" 治瘰疬马刀之意，"盖以坚积之病，非平和之药，所能取捷，必令反夺以成其功也"。另有败酱草一药，李时珍谓"治血气心腹痛，破癥瘕、催生落胞，赤白带下……"。

附：秘验方介绍

1. 活血化瘀方

【组成】党参12g　制首乌15g　生贯众30g　半枝莲30g　鬼箭羽20g　海藻20g　木馒头30g　天葵子15g　甘草9g　紫石英（先煎）15g　当归9g　丹参12g　金铃子9g　延胡索9g　三棱12g　制香附9g

【功效】活血祛瘀。

【主治】适用于气滞血瘀型的子宫肌瘤患者。主证：经行不畅或崩漏下血，夹有紫黑血块，小腹胀痛、拒按，血块下后痛减，行经前乳房胀痛，舌质紫黯或边有瘀斑瘀点，脉沉弦或沉涩。

【用法】水煎服，每日1剂。连服3～6个月。

【方解】生贯众可以治腹中邪热之毒；鬼箭羽性味苦寒，破血通经，又可以止血崩消癥瘕；半枝莲清热解毒，杀虫，配甘草，补脾，润肺，解毒；天葵子甘寒，有消肿散结功能；甘草配海藻，是仿李东垣的"散肿消坚汤"治瘰疬马刀之意，"盖以坚积之病，非平和之药，所能取捷，必令反夺以成其功也"；木馒头活血消肿。《本草纲目》："固精，消肿，散毒，止血，下乳。治久痢肠痔，心痛阴㿉。"《生草药性备要》："通经行血。煲食下乳，消肿毒；洗疳、疔、痔，理跌打。"当归、丹参活血化瘀；金铃子、延胡索、三棱、香附行气散结；党参益气健脾，顾护人体后天之本；何首乌补肝肾，益精血，乌须发，强筋骨，化浊降脂，二药配伍，肝脾肾均补，起到扶正的作用。全方共奏清热软坚，活血化瘀，行气散结之功。

【加减】出血过多者，上方去天葵子、海藻、三棱；加花蕊石30g、鹿衔草12g，参三七粉、血竭粉各2g（另吞）。

【点评】在子宫肌瘤发病过程中，瘀、热为比较常见的证象，癥瘕病久，血结化燥，必致化热化火伤津，耗伤气血而致气血愈加虚弱的各种变化，如再用温化，必致血去过多，故临床上一改治疗癥瘕用温散化瘀的常用治法，组方侧重于清化，常用活血化瘀、清热软坚法。因此，在治疗药物中，大多有三棱、莪术、丹参等药物活血化瘀，半枝莲、蚤休等药物清热解毒，恰对应解决了辨证之中瘀、热二证常见的现象。

2. 滋阴潜阳方

【组成】制何首乌15g　生贯众30g　半枝莲30g　鬼箭羽20g　海藻20g　木馒头30g　天葵子15g　甘草9g　生熟地9g　炙龟板12g　北沙参12g　夏枯草12g　白薇9g　桑寄生12g

【功效】滋阴养血、镇肝潜阳。

【主治】阴虚肝旺型之子宫肌瘤患者。主证：月经先期量多，或崩或漏，色鲜红或紫红，质稠黏，面赤口干，头晕耳鸣，腰膝酸软，心烦不寐，手足心热，大便干结，舌质淡红，苔少或薄黄，脉弦细或带数。

【用法】水煎服，每日1剂。连服3～6个月。

【方解】生贯众、半枝莲、鬼箭羽、海藻、甘草、木馒头、天葵子清热散结、活血化瘀；桑寄生、制何首乌补肝肾，生熟地、炙龟甲、北沙参、夏枯草、白薇滋阴潜阳、清热生津，全方共奏滋阴养血、镇肝潜阳之功。

【加减】出血过多者，上方去海藻、天葵子、木馒头，加水牛角（先煎）30g，丹皮9g，紫草9g，羊蹄根30g。

【点评】女子以天癸为本，以肝为先天，若经产、房劳、日常辛劳、七情内伤皆易暗耗肝肾精血，而致阴虚火炽、迫血妄行、熬血成瘀。故治宜滋阴降火为先，令火息血宁而崩漏止，瘀散而瘤消。并赖滋养阴血而促进细胞组织代谢，有利于肌瘤自身消散，寓扶正则邪祛之妙。

3. 益气健脾方

【组成】 党参12g　生贯众30g　半枝莲30g　鬼箭羽20g　海藻20g　木馒头30g　甘草9g　紫石英（先煎）15g　黄芪15g　白术芍9g　淮山药15g　炙升麻9g　金狗脊12g

【功效】 益气、健脾、摄血。

【主治】 脾虚气弱型之子宫肌瘤患者。主证：月经先期量多，或崩或漏，色淡红，质稀，面色萎黄，神疲乏力，头晕心悸，面浮肢肿，动则气短，大便溏薄，小腹胀坠，舌质淡白或罩紫气，脉沉细或濡细。

【用法】 水煎服，每日1剂。连服3~6个月。

【方解】 生贯众、半枝莲、鬼箭羽、海藻、甘草清热散结；党参、白术、山药、升麻升清阳以摄血，调气降浊以消瘀；脾之统血摄血若无肾阳之温煦，何以生息能源？故以紫石英、金狗脊温肾补脾，二药性味甘温；《本草求真》："甘则能以益血……温则能以补肾养气。"全方共奏益气健脾、清热散结之功。

【加减】 出血过多时，上方去木馒头、海藻，加煅龙牡15g，煅代赭石15g，景天三七15g，地锦草15g；偏阳虚者，选用炮姜炭6g，煅牛角鳃12g，赤石脂、禹余粮各15g，下血夹瘀块者加鹿衔草12g，炒五灵脂12g，小腹痛加金铃子9g，延胡索9g；腰酸痛加桑寄生12g，金狗脊12g；乳房胀痛加全栝楼12g，路路通9g，白带多加马鞭草12g，白芷炭9g，大便秘结加火麻仁12g。

【点评】 子宫肌瘤之疾，实中兼虚却虚非一端，胞宫者，由冲任调节、肝脾肾所司、精气血所养，故凡经事异常，宫体异常，孕育受碍，无不涉及肝脾肾的生理病理。治疗子宫肌瘤要注重正本清源，扶正以祛邪。子宫肌瘤的形成非一日之疾，治疗子宫肌瘤难以立时收功，长期服用化瘀之品，难免损伤脾胃之气。如若不顾脾胃之气，使其运化无力，统血失司，从而使气血瘀滞，痰湿阻滞之加重。因此，顾护脾胃之气是取得消瘤成效的保证。常用白术、黄精、党参、山药、竹茹、半夏、陈皮等健脾理气之品以扶正。

【验案】刘某，37岁。1983年元月4日初诊。

患者13岁月经初潮，周期尚准，30岁结婚生产一胎，人流一次。近一年来月经或潮或闭，或崩或漏，伴头晕面浮，神疲倦怠，肢软乏力，舌质淡白苔薄腻，脉弦细。妇科检查：子宫中位，增大以50天妊娠大小；"B超"检查：在宫体上方见一49mm×58mm×58mm不均匀暗区，提示为子宫肌瘤。中医辨证属肝脾统藏不固，挟瘀血阻于胞宫，治宜益气固冲、化瘀消瘤：黄芪、党参、夏枯草各12g，生地、熟地各9g，黄精、淮山药、龙骨各15g，生贯众、半枝莲30g，天葵子、海藻、鬼箭羽各20g。经期加用花蕊石、玉米须、鹿衔草、参三七粉（冲服），以防崩冲。经上方加减调治半年余，患者月经周期、经量恢复正常，一般情况良好。1983年7月11日"B超"复查：子宫中位，大小为47mm×65mm×75mm，子宫光点分布均匀，未见明显肌瘤。

（王 环 整理）

益气化瘀祛痰法治疗子宫肌瘤

肖承悰

肖承悰（1940— ），中国中医药学会妇科委员会主任委员，著名的中医妇科专家。现任北京中医药大学东直门医院教授、主任医师、博士生导师，享受政府特殊津贴，第四批全国老中医药专家学术经验继承工作指导老师。肖教授是近代著名中医、北京四大名医肖龙友的嫡孙女，家学渊源。肖教授从事中医教学、医疗、科研40余年，学验俱丰，擅治妇科疑难杂症，尤其擅长治疗子宫肌瘤。

子宫肌瘤为妇科常见多发肿瘤，属祖国医学"癥瘕"范围，与《灵枢·水胀篇》记载的"石瘕"相似，属于中医学"癥瘕"范畴。其体积大者于腹部可触及包块，伴有或痛，或胀，或伴有月经的经期及经量异常。中医学认为，癥瘕的形成，与正气的虚弱，脏腑气血失调有关。脏腑不和，气机阻滞，气聚为瘕；瘀血内停，血结为癥。

一、气虚痰瘀互结为主要病机

根据我们多年临床观察，子宫肌瘤的形成主要为气虚及痰瘀互结所致，其发生有以下3个方面原因。

（一）血瘀

本病多由于新产、经行不慎，或寒邪凝注不行，或气滞日久，由气及血，致腹中之血积结成块，逐日增大变硬而成。如《妇人大全良方》云："妇人腹中瘀血者，由月经闭积，或产后余血未尽，或风寒凝瘀，久而不消，则为积聚癥瘕矣。"

（二）痰瘀互结

饮食不节或肝郁犯脾，以致运化失职，遂生痰湿，痰停气滞，血行受阻，痰湿与气血搏结，积结而有形，变生癥瘕。

（三）气虚血瘀

本病多病程较长，出血多，气随血耗，导致气虚；也有因忧思劳倦伤脾，脾虚气血生化无源致气虚，气虚血行迟缓而成瘀滞。反之，失血过多致血虚气弱，亦可造成血瘀。最终致气虚血瘀者为多。

◎ 二、治疗以益气祛瘀化痰为大法

针对子宫肌瘤患者以气虚血瘀为多见，我们采用"补消结合"的治疗原则，在月经周期不同时期"补"与"消"各有偏重。非经期以消瘤为主，根据《素问·至真要大论》所提出的"坚者削之""结者散之"而立法，着重于削之中。

非经期治疗当活血化瘀、软坚消癥，兼以益气。根据多年的临床用药经验，自拟肌瘤内消丸。药物组成为：党参、生何首乌、牛膝、鬼箭羽、急性子、夏枯草、制鳖甲、生牡蛎等。临床不宜采用大剂量的或峻猛的活血化瘀之品，恐引起阴道出血过多而加重贫血之弊。故方中应用生何首乌、牛膝、鬼箭羽、急性子等化瘀消癥而不峻猛的药物，配合夏枯草、制鳖甲、生牡蛎软坚消痰，再配伍党参益气。非经期应用，以"消癥"为主，达到"坚者削之""结者散之"的目的。

若月经量多或淋漓不断者，月经期当以摄血为主，着重于补，寓消于补之中。经期治疗应益气缩宫、祛瘀止血，兼以软坚消癥。自拟缩宫宁，药物组成： 党参、太子参、南沙参、白术、枳壳、益母草、花蕊石、煅龙骨等。方中"三参"联合，可益气养阴，补而不燥，此为本方精华所在，符合经期"补"的原则，且补而不碍邪；白术、枳壳配合可健脾理气，再配以益母草、花蕊石、煅龙骨等消瘀止血、化痰软坚，诸药合用可缓消癥块，是该方的另一特点，符合经期"消"的原则，祛邪而不伤正。子宫肌瘤患者月经期服此药，既可缓消"癥瘕"，又可调理月经。

◯ 附：秘验方介绍

1. 肌瘤内消丸

【组成】党参15g　生何首乌15g　牛膝15g　鬼箭羽15g　急性子10g　夏枯草15g　制鳖甲15g　生牡蛎30g

【功效】益气活血、化瘀消癥。

【主治】子宫肌瘤非月经期者。

【用法】丸剂，每次9g，每日两次。非月经期服用。

【方解】本方为子宫肌瘤非月经期服用方，遵《济阴纲目》"血癥之内未尝无痰……故消积之中，当兼行气消痰消瘀之药为是"之诣，以夏枯草、制鳖甲、生牡蛎软坚消痰为主，生何首乌、牛膝、鬼箭羽、急性子等化瘀消癥，加以补气之党参，诸药组合，达益气活血、化瘀消癥之目的。

【加减】一般不作加减，坚持服用全方。

【点评】对子宫肌瘤的治疗，提出了"补消结合"的原则，非经期以消瘤为主，根据《素问·至真要大论》所提出的"坚者削之""结者散之"而立法，着重于削之中。但亦强调不宜采用大剂量的或峻猛的活血化瘀之品，恐引起阴道出血过多而加重贫血之弊。方中生何首乌、牛膝、鬼箭羽、急性子等药化瘀消癥而不峻猛，配合消痰益气之品，可消癥而不伤正，自可药到"癥"除。

【验案】张某，女，48岁，已婚。2004年6月14日初诊。

患者因多发性子宫肌瘤于2004年1月10日开始服桂枝茯苓丸加味3个月无效，现B超提示子宫107mm×75mm×48mm，前壁可见29mm×22mm×35mm、后壁可见23mm×26mm×28mm实质性暗区。末次月经4月30日，至今未净，北京协和医院：曾刮宫、服妇康片止血均无效。刻下经血量多，色红夹块，头晕无力，小腹下坠，气短懒言，舌质淡暗，舌体胖大，舌边有齿痕，脉细。辨证：气虚血瘀之癥瘕。治则：益气缩宫、祛瘀止血，兼以消癥。药方：党参15g，太子参15g，南沙参15g，白术10g，枳壳15g，益母草15g，茜草根15g，生贯众10g，花蕊石12g，煅龙牡30g，三七粉（冲）2g。水煎服，6剂。

复诊：6月20日。服上方5剂时经血即止，诸症亦有改善，舌脉如前。故治疗以散结消痰、活血调经，补益气血为主。药方：鬼箭羽15g，急性子10g，瓦楞子15g，海藻30g，制鳖甲15g，生牡蛎30g，荔枝核15g，桑寄生15g，生首乌15g，远志12g，月季花15g，夏枯草15g，黄芪15g，川牛膝15g。水煎服，14剂。

如此按照经后散结消痰、化瘀消癥，兼益气血，经期益气缩宫、祛瘀止血、兼以消癥，随症加减，调治5个月。到2004年11月时，月经量中，5天净，经色红，诸症改善，B超提示子宫67mm×46mm×34mm，见19mm×12mm×13mm 实质性暗区。舌质淡红，苔薄，脉缓。现子宫肌瘤已缩小，改为经后服肌瘤内消丸、大黄䗪虫丸，经期服安宫止血丸，又调治6个月。2005年6月，经多家医院反复B超检查均提示子宫未见实质性暗区。后经北京协和医院西医妇科医生和B超医生同时证明子宫肌瘤已痊愈。

2. 缩宫宁

【组成】党参15g　太子参15g　南沙参15g　白术10g　枳壳15g

益母草15g　花蕊石12g　煅龙骨30g

　　【功效】益气缩宫、祛瘀止血消癥。

　　【主治】患有子宫肌瘤者月经期服用。

　　【用法】丸剂，每次9g，每日3次。月经期服用。

　　【方解】方中党参补益中气摄血；太子参平补气血；南沙参益气又滋阴；三药配合，可益气养阴，补而不燥。白术补中健脾，枳壳破气消积，化痰消痞，与白术配合约束胞宫，增强子宫的收缩，促使瘀血排出，以使血止。再配以益母草、花蕊石、煅龙骨等补瘀止血、化痰软坚之品，全方共奏益气缩宫、祛瘀止血消癥之功。

　　【加减】　一般不作加减，坚持服用全方。

　　【点评】本方作为子宫肌瘤月经期服用方，因经期治疗应"补"与"消"各有偏重。方中党参、太子参、南沙参三参合用，称之为"小西洋参汤"，有西洋参之效而过之，可补益而不碍邪，此乃本方精华所在；同时以白术与枳壳相配，祛邪而不伤正，再配以化瘀止血软坚之品，全方"补""消"得当，癥瘕必能消除。

　　【验案】王某，女，38岁。1998年10月21日初诊。

　　患者既往月经规律，月经量中等，近一年来月经周期缩短，每隔20天左右1次，且月经量多。末次月经1998年10月9日，量多似崩，色黯红，有血块，伴腹痛腰酸，头晕乏力，颜面水肿，胃纳欠佳，月经持续7天干净。舌胖有齿痕，舌质沉暗，苔薄腻，脉细弦。妇科检查：子宫如孕8周大，于左前壁可触及一45mm×40mm×38mm大小肿块，表面凹凸不平，质地坚硬，活动受限。B超示：子宫前位79mm×68mm×65mm大小，左前壁见40mm×39mm低回声，边界清楚，提示：浆膜下子宫肌瘤。查血色素为70.1g/L。证属气虚痰瘀。非经期以活血化瘀、软坚消癥兼以益气为法，予肌瘤内消丸，每次9g，每日两次。经期以益气缩宫、祛瘀止血，兼以软坚消癥为法，予缩宫宁，每次9g，每日3次。

　　两个月后，月经周期正常，经量减半，头晕腰酸减轻，胃纳增加。先后共服药6个月，1999年4月28日复查B超及行妇科检查，均示子宫肌瘤消失，子宫恢复正常大。血色素升至10.5g/L。诸症消失，病告痊愈。

（刘志超　整理）

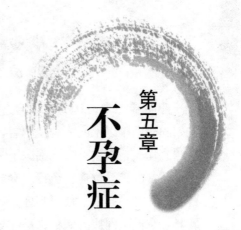

第五章

不孕症

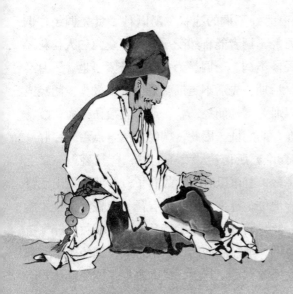

调补肝肾重调经，病证结合治不孕

班秀文

不孕症历来被认为是难治之症，凡婚后未避孕，有正常性生活，夫妇同居两年以上而未曾受孕者，称为不孕症。不孕症的致病原因有多种，病程长，虚实夹杂，临床上常见的致病因素有输卵管阻塞、排卵障碍、子宫内膜异位症、免疫因素等，中医认为不孕症临床常见的不外乎肾虚、肝郁、血瘀、痰阻等证型。在不孕症的治疗上重调经，重视调补肝肾，掌握不同病因病机，辨证与辨病相结合，灵活化裁。

一、种子贵先调经，调经不忘治带

不孕症患者很多都具有月经不调的症状，所以种子贵先调经，调经不忘治带。临床上鲜有月经不调者能自然受孕。如万全《妇人秘科》所言："女子无子，多因经候不调……调经为女人种子紧要也。"月经不调临床表现有月经先期、后期、先后不定期、月经量多或少、闭经或痛经等。经为血化，妇女以血为本，而经、孕、产、乳数伤于血，故常出现"有余于气，不足于血"的病证。因此，调经之法重点着眼在肝、脾、肾。《素问·上古天真论》所谓："女子七岁，肾气盛……二七而天癸至，任脉通，太冲脉盛，月事以时下，故有子。"明确指出了肾在月经的产生过程中起主导地位。肾主生殖，只有肾气充盛，月经才能按期而至，才能自然受孕。肝肾同源，经带胎产乳均与之相关，肝气疏泄有度，肝血旺盛，肝肾协调，则经候如期，胎孕乃成。调经还要健脾和胃，以助气血之生化，使经源充足。其次，经者血也，调经就是要治血，血足方可孕育胎元。根据血分的寒、热、虚、实而采用不同的方法治疗，重视血分的虚与瘀，选方用药补而不滞、温而不燥、寒而不凝、攻而不散的治则，常用四物汤加鸡血藤、丹参加减出入。血为气之母，气为血之帅，气行则血行，调经要养血，养血要顺气，顺气要疏肝，故在补血调经的基础上选用柴胡、合欢花、素馨花、玫瑰花等疏肝顺气之品，治疗不孕症疗效显著。再次，月经病和带下病都是妇女常见的疾病，两者往往同时并见，带下异常也可以影响妇女的孕育。在调经种子同时，也要考虑月经病和带下病的相互影响。若为经带同病者，不仅要治经，还要治带。经带并治之方常选用当归芍药散。

二、重视调补肝肾，固冲任以治本

肾藏精，主生殖，为先天之本；肝藏血，主升发，为女子之先天。肾藏精而主生殖，为阴阳气血之根源，肾气的强弱，直接与月经的通行藏泻及孕育有着密切的关系；肝藏血而主疏泄，体阴而用阳，肝气疏泄有度，则经血藏泻有期，经调而子嗣。肝肾同源，阴阳互根，因此调补肝肾，使阴阳气血调和，是孕育的关键。肝肾在生理上相互依赖，病理上相互影响，治疗上相互促进，五行上相互生克制约，形成不可分割的整体。调补肝肾应注意其特性，正如《素问·五常政大论》曰："木曰敷和……水曰静顺。"《尚书·洪范》则有："水曰润下，火曰炎上，木曰曲直"之说。在治疗用药上，《素问·藏气法时论》指出："肝苦急，急食甘以缓之……肝欲散，急食辛以散之，用辛补之，酸泻之"；"肾苦燥，急食辛以润之，咸泻之"；"肾欲坚，急食苦以坚之，用苦补之，以咸泻之。"在临床运用上，肝病亦有虚实之分，但肝病虚证"虚则补其母"，从肾论治，故有"肝无补法"之说。其治多以疏肝为主。又因肝阴易亏，肝阳易亢，用疏肝之法，亦常用辛平芳香为宜，做到"疏中有养，养中有疏"。如柴胡疏肝散以疏为主，可酌加当归、黄精等以养血柔肝；一贯煎为"养中有疏"之方，也要加以辛散疏肝之品。肾虚者治当以"培其不足，不可伐其有余"为原则。即所谓"壮水之主，以制阳光，益火之源，以消阴翳"。阴虚者用甘润壮水之剂，忌用辛燥或苦寒之品。阳虚者则用甘温益气之品，忌用凉润或辛散，不论是滋补或温补，均要注意补阴要配阳，补阳要配阴，如阴阳俱虚，则精气两亏，宜阴阳并补。临证上所见性欲淡漠，无排卵者，多与肝虚不能生发，肾亏不能作强有关，治之当以调补肝肾为法；如患者多年不孕，盼子心切，常有肝郁，又要考虑疏肝理气。故在调补肝肾之时，应以平补阴阳为原则，使阴阳无偏颇，常用五子衍宗丸、归芍地黄汤出入治之。此外，因本病虚实夹杂，阴阳相兼，在调补肝肾气血的同时，还要注意佐加温化通滞之品，如巴戟天、红花、蛇床子等，气血以通行为贵，通则能生、能养、能化、能行。

三、辨证辨病结合，掌握病机助孕

大多数不孕症患者，多脉象平和，神色如常人，仅仅依靠四诊搜集的资料，运用八纲、脏腑、气血等辨证方法，并不能全面地认识不孕症，对其致病因素及病位甚至无法了解。因此，治疗不孕症既要辨证又要辨病。辨证与辨病相结合，病同证异之时，能把握病机，灵活化裁。

如对输卵管阻塞性不孕症，以活血通络，软坚散结为总原则。通过西医的检查手段，可了解病位之所在，阻塞的部位、阻塞程度均能清楚地掌握。但西医对不孕症的性质及邪正消长并不能认识得到。而中医则通过四诊收集临床资料，从整体认识疾病，辨证求因，对输卵管梗阻的致病因素以及病性的寒、热、虚、实，根据病因、病机的不同，辨证论治。并在辨证论治的基础上加以温养通行的药物。如气滞血瘀者，以柴胡疏肝散加当归、鸡血藤、刘寄奴、郁金、青皮、急性子等治之；气血虚弱者以十全大补汤加鸡血藤、肉苁蓉、路路通、小茴香等治之；寒湿凝滞者，以少腹逐瘀汤加桂枝、穿破石、王不留行、穿山甲、路路通等；湿热下注者则以四妙散加土茯苓、马鞭草、鸡血藤、丹参、赤芍、忍冬藤、猫爪草等治之；痰湿瘀阻者以苍附导痰丸加白芥子、皂角刺、浙贝、刘寄奴、路路通、穿破石等治之。

又如排卵障碍性不孕症，要根据患者具体的情况辨证论治。因患者阴阳消长情况各不相同，对经前经后用药无定方，有是证而用是药。排卵不佳多与肝不升发，肾不作强有关。多从肝肾着眼，针对不同证型用药，使肝肾阴阳平秘，精充血足，以助排卵。

若为子宫内膜异位症引起不孕或不孕症合并子宫肌瘤、卵巢囊肿等患者，每兼夹有血瘀，因此常在辨证的基础上加入活血化瘀之品，如莪术、益母草、苏木、泽兰、鸡血藤、丹皮、赤芍、刘寄奴等。

附:秘验方介绍

1. 养血通脉汤

【组成】鸡血藤20g 桃仁10g 红花6g 赤芍10g 当归10g 川芎6g 丹参15g 皂角刺10g 路路通10g 香附6g 穿破石20g 甘草6g

【功效】养血活络、通脉破瘀。

【主治】冲任损伤，瘀血内停所致月经不调、痛经、闭经、血积癥瘕、不孕等。

【用法】水煎服，每日1剂。

【方解】全方由桃红四物汤加减而成。方中鸡血藤苦甘温，归肝肾，入血分而走经络。历代认为通中有补，以通为主，养血通脉，为治疗冲任损伤之常用药。当归补血活血，补中有活，修复冲任；川芎直入冲脉，行血中之气，能上能下；赤芍、丹参能补能行，散血中之积滞；桃仁、红花逐瘀行血，通行经脉，使瘀血得行，经脉得通；路路通以通行十二经脉而疏泄积滞；香附疏肝理气，使气调血畅；皂角刺、穿破石清瘀除热，破除陈积；甘草调和诸药。诸药合用，气得行，血得通，经得养，脉得复，共奏养血活络、通脉破瘀之功效。

【加减】带下量多、色黄稠者加马鞭草15g，土茯苓15g；小腹疼痛者加蒲黄6g，五灵脂6g；下腹有包块者加忍冬藤15g，莪术10g；经前性急易怒、情绪波动较大者加柴胡6g，白芍10g；肾虚腰痛者加菟丝子10g，川断10g；胃脘不适者去皂角刺，加白术10g。

【点评】冲为血海，任主胞胎。冲任损伤，瘀血内停，可出现经水不调、闭经、痛经、盆腔炎、附件炎等，甚或输卵管不通而致不孕。此方养血化瘀、软坚消积、宣导通络。临证根据患者体质之壮实羸弱，病邪之新起久潜，症状之虚实主次变通化裁而治之。是方辛开温运，苦降通行，可促进增生性病变、瘢痕组织的软化吸收，松解粘连，收效较佳。

2. 安胎防漏汤

【组成】 菟丝子20g　覆盆子10g　川杜仲10g　白芍6g　熟地黄15g　党参15g　白术10g　棉花根10g　炙甘草6g

【功效】 温养气血、补肾固胎。

【主治】 习惯性流产。

【用法】 未孕之前，预先水煎服此方3～6个月；已孕之后，可用此方随证加减。

【方解】 菟丝子辛甘平，固冲安胎，补益肝肾，覆盆子甘酸微温，酸甘化阴，入肝肾，二子同用，有补肾生精、强腰固胎之功；杜仲甘温，补而不腻，温而不燥，为肝肾之要药，能补肾安胎；当归、白芍、熟地黄俱是补血养肝之品，肝阴血足，则能促进胎元的发生；党参、白术、棉花根甘温微苦，能健脾益气、升阳除湿，既有利于气血的化生，更能升健安胎；甘草甘平，不仅能调和诸药，而且能益气和中、缓急止痛。全方有温养气血、补肾益精、固胎防漏之功效。

【加减】 如腰脊连及少腹、小腹坠胀疼痛，加桑寄生12g，续断10g，砂仁壳3g，苏梗5g；阴道出血、量少色红、脉细数者，加荷叶蒂12g，苎麻根15g，黄芩10g，阿胶10g；如出血多色红，宜减去当归之辛温，再加鸡血藤20g，旱莲草20g，大叶紫珠10g；出血日久，淋漓暗淡，腹部不痛者，加桑螵蛸10g，鹿角霜20g，花生衣30g，党参加至30g。

【点评】 "急则治其标，缓则治其本"，是一般的治疗法则，根据胎前病治疗的特点，既要治母又要安胎，以标本同治较好。因为只有标本同治，才能杜绝病邪的传变，促进气血阴阳的相对协调，从而达到母安胎固的目的。是方标本兼顾，母胎同治，故临床上取得较好的疗效。

（衣尚国　整理）

辨病治疗不孕症 陈慧侬

陈慧侬（1940— ），女，广西中医学院一附院中医妇科教授，主任医师，硕士研究生导师，第三批全国老中医药专家学术经验继承工作指导老师，从医40余年，主持及参与多项科研项目，尤其擅长治疗内异症、不孕症、更年期综合征、习惯性流产、盆腔炎等。曾出版著作2部，参与编写专业教材（出版的）多部，撰写专业论文30余篇。

不孕症是一个发病率逐年上升的世界性难题，它既是一种独立性疾病又常是许多疾病（尤其是妇科疾病）的结果。因此，要提高不孕症的疗效必须有较好的医学基础，特别需要精通妇科理论知识与临床知识。

一、无排卵及排卵功能障碍性不孕症

无排卵及排卵功能障碍性不孕症的病理在于肾阴不足，癸水不充，治疗以益阴补肾填精至要。无排卵及排卵功能障碍病理从中医角度为何重于考虑肾阴及癸水的不足？其一，卵为有形之物，靠有形之阴如水、精、血化生而成，也靠阴液之血、精、液之滋养发育成熟。自然，阳气在卵子生长过程尤其排出起着动力的作用，不能忽视。但卵子的生长成熟考虑物质基础为至关重要，肾阴癸水不足，既不能涵养子宫又不能滋养禾苗，自然也不能发育成熟结出稻谷。其二，无排卵或排卵障碍的临床表现多为月经后期、稀发、量少等之行经物质不足，阴亏水少的症状。所以认为"肾阴不足，癸水不充"是本病的主要病理。自然，由于肾阴的不足，癸水的不充还可以引起较复杂病理变化，在临证上不能忽视。

益阴补肾填精为治疗无排卵或排卵功能障碍的主要原则，方选自拟归肾丸加减。药用：熟地、山药、杞子、菟丝子、当归、牛膝、续断、益母草、鹿胶、龟板、阿胶、枣皮等。方中重用补肾益精之血肉有情之品，提高肾阴癸水的水平，奠定卵子产生、成长的物质基础，配用其他补肾养阴活血药，可达到促发排卵之目的。临床上用益阴补肾填精为法治疗无排卵或排卵功能障碍受孕率可达60%以上。

○ 二、黄体功能不全性不孕症

目前认为黄体功能不全性不孕症以肾阳虚，宫寒不孕为主要病机，补肾益气壮阳助孕为治疗的基本法则。中医认为，阳气不仅有固护胞宫温养胞宫的作用，还有祛寒化阴浊之功，确保行经畅通和固摄胎儿的作用。在临床中，黄体功能不全往往出现行经不畅，淋漓不绝，行经期甚长，基础体温相高温期不高或过短或出现习惯性流产之常见症状，此均为阳气不足的表现。选用毓麟珠加减治疗本病，确有疗效。方药：鹿角霜、菟丝子、川椒、紫河车、人参、白术、茯苓、当归、川芎、熟地、白芍、杜仲。方中鹿角霜、紫河车、杜仲、菟丝子补肾壮阳益精髓，四君补气，四物益血，川椒温肾扶阳，全方有补肾益气，壮阳益精髓的作用。

○ 三、免疫性不孕

免疫性不孕是现代医学的病名，指女性免疫系统引起免疫排斥反应而在血清中产生抗精子抗体（AsAb），抗精子抗体可使精子发生凝集，使之不能向前运动，致使精子难以通过宫颈管而致不孕。免疫性不孕的发生，主要与湿热瘀阻有关，多因经期、产后、术后胞脉空虚时，湿热之邪内侵，与余血相结，瘀阻冲任、胞宫，不能摄精成孕所致。证见婚久不孕，月经先期或后期，量多或少，色鲜红或黯红，或色暗有块，伴下腹疼痛，块下痛减，质黏稠，或带下量多，色黄，质稠，味臭，舌质红或有瘀点瘀斑，苔白或黄腻，脉滑数或涩。针对上述病因，采用清热除湿，活血化瘀的方法进行治疗并配合避孕套隔绝法，大大地缩短了疗程，提高了AsAb的转阴率，增加了受孕机会。根据四诊结果，若偏于湿热为主，治疗重于清热除湿。若偏于瘀血阻滞，则重于活血化瘀。临床实践证明，中医药治疗此病，其疗效确切，作用持久，安全，简便，一般无毒副作用，具有显著的优势。可作为治疗女性免疫性不孕症的首选。但据多年的随访结果，随着时间的推移，此类患者血清中抗精子抗体多在半年以后会再度重现阳性。故AsAb一旦转阴，若无合并其他不孕的因素，则嘱患者去除避孕套，尽快促使患者早日受孕，且孕后积极给予辨证保胎治疗，直到其顺利分娩。

❍ 附：秘验方介绍

1. 自拟归肾丸

【组成】鹿胶15g　龟板10g　白芍10g　山茱萸肉10g　熟地10g　茯苓10g　首乌10g　菟丝子10g　当归10g　益母草10g　川续断15g　甘草6g

【功效】滋阴养血、填精益髓。

【主治】无排卵及排卵功能障碍性不孕症，腰酸脚软，头晕耳鸣。

【用法】每日1剂，水煎服。

【方解】菟丝子、鹿胶、补益肾气；熟地、山茱萸肉、续断、何首乌、龟板、白芍滋肾养肝、补益精血；茯苓、甘草健脾和中；益母草活血调经。全方补肾兼顾肝脾，重在益精养血。

【加减】经中期加用丹参15g，皂角刺10g，黄芪15g，桃仁10g以破血化瘀促排卵；经后期加巴戟天10g，覆盆子10g以补养肝肾。

【点评】无排卵月经主要是卵泡发育不良，而卵子靠有形之阴如水、精、血化生而成，也靠阴液之血、精、液之滋养发育成熟。因此，这类患者应采用滋阴养血、填精益髓的方法，促进卵泡发育成熟而排卵。

【验案】患者，32岁，已婚。初诊于1999年6月。

患者因未避孕未孕3年就诊。患者3年前曾妊娠1次，在妊娠65天时出现阴道流血，B超发现胎停育行清宫术，术后未避孕未孕。已在多家医院行多种检查，发现基础体温无双相，于月经第9天B超监测卵泡发育过程，无成熟优势卵泡。平素月经后期，周期为40~50天，行经4~6天，量中，色黯淡，少许血块，无痛经，带下清稀，腰酸，面部黯斑，舌淡苔白，脉沉细。此乃肾虚精血亏少，冲任不足之象，治宜益阴、补肾、填精，方用：鹿胶15g，龟板10g，白芍10g，山茱萸肉10g，熟地10g，茯苓10g，首乌10g，菟丝子10g，当归10g，益母草10g，川续断15g，甘草6g。水煎服，每日1剂。经中期加用丹参15g，皂角刺10g，黄芪15g，桃仁10g以破血化瘀促排卵；经后期加巴戟天10g，覆盆子10g。经3个月经周期治疗，临床症状明显改善。基础体温呈双相，B超监测出现优势卵泡，月经周期缩短至30天一行，月经颜色转红，次年妊娠，足月产一女孩。

2. 加减毓麟珠

【组成】鹿角霜15g　紫河车15g　菟丝子10g　续断15g　白术10g　茯苓10g　当归6g　川芎8g　白芍10g　杜仲10g　党参20g　艾叶10g

【功效】补肾益气、壮阳助孕。

【主治】黄体功能不全性不孕症。

【用法】每日1剂，水煎服。

【方解】方中鹿角霜、紫河车、杜仲、菟丝子补肾壮阳益精髓，取党参、白术、茯苓以补气，当归、川芎、白芍以益血，川椒温肾扶阳，艾叶温经散寒，全方有补肾益气、壮阳益精髓的作用。

【点评】有学者认为黄体功能不足，与肾阴虚火旺有关。陈教授认为，临床上出现阴虚火旺的黄体功能不全者不常见，有个例也是阴虚及阴虚病变后出现阴阳俱虚的患者。阳虚仍为黄体功能不足的主要病机。

【验案】患者，28岁，已婚。2005年10月2日初诊。

该患者婚后有生育要求未避孕未孕5年，曾到多家医院检查及治疗。基础体温显示有双相，但排卵后体温升高时间短，一般为9天，余检查均无异常。末次月经为2005年9月19日，既往月经7~8/27天，经量稍少，色黯淡，质稀，时有足跟疼痛，腰膝酸软，夜尿2~3次/天，舌淡，脉沉细，孕0产0。根据患者的症状及体征，组方：鹿角霜15g，紫河车15g，菟丝子10g，续断15g，白术10g，茯苓10g，当归6g，川芎8g，白芍10g，杜仲10g，太子参15g，艾叶10g。7剂，水煎服，每日1剂。此后患者坚持就诊治疗，根据患者的月经周期在原方的基础上加减用药，经过4个月的调理及治疗，患者于2006年3月停经，经检查为妊娠。

3. 自拟清热除湿活血化瘀方

【组成】穿心莲15g　山药15g　黄柏10g　苍术10g　薏苡仁20g　赤芍10g　丹参10g　桃仁10g　三七末1g（冲服）　茯苓12g　甘草5g

【功效】清热除湿、活血化瘀。

【主治】免疫性不孕。

【用法】每日1剂，水煎服，15天为1个疗程。

【方解】穿心莲清热解毒、凉血消肿；黄柏、苍术、薏苡仁、茯苓清热利湿；山药健脾除湿；赤芍、丹参、桃仁、三七活血化瘀；甘草调和诸药，健脾益气。

【加减】以湿热为主者，重在清热除湿，上方去桃仁，加黄芩；以血瘀为主者，重在活血化瘀，去茯苓、苍术，加鸡血藤、三棱；肾虚者加怀牛膝、菟丝子、女贞子；气血虚弱者，加当归、黄芪；肝郁化热者，加栀子、牡丹皮。

【点评】根据四诊结果，若偏于湿热为主，治疗重于清热除湿。若偏于瘀血阻滞，则重于活血化瘀。根据陈氏多年的随访结果，随着时间的推移，此类患者血清中抗精子抗体多在半年以后会再度重现阳性。故AsAb一旦转阴，若无合并其他不孕的因素，则嘱患者去除避孕套，尽快促使患者早日受孕，且孕后积极给予辨证保胎治疗，直到其顺利分娩。陈教授认为，免疫性不孕与湿热、瘀阻有关，据此拟运此方，用于临床，多收显效。

【验案】患者，女，28岁。1999年5月10日初诊。

结婚两年余未避孕而不孕，丈夫体健，精液常规检查无异常。患者14岁月经初潮，平素月经正常，5~6天／28~32天，经量中等，色暗红，有块，偶有痛经，舌质红，苔黄腻，脉滑数。妇科检查无明显异常。盆腔B超示：子宫、附件未见明显异常。基础体温测定示双相。输卵管通畅试验显示双输卵管通畅，无明显阻力；性激素6项检查未见明显异常。血清抗精子抗体及抗子宫内膜抗体均阳性。诊断：原发性不孕症（免疫性不孕）。中医辨证属湿热瘀阻证。予自拟清热除湿化瘀汤中药内服，日1剂，水煎服，连服半个月，同时嘱患者采用避孕套同房。1个疗程后，复查血清抗精子抗体，结果已转阴。嘱其下个月排卵期停用避孕套同房，并节房事。1个月后患者月经未如期而至，查尿HCG阳性，B超示宫内见孕囊，证实患者已妊娠。嘱其禁房事。并予中药（黄柏10g，黄芩10g，白芍10g，续断10g，生地黄10g，甘草5g，白术10g，菟丝子15g，山药15g）保胎治疗至妊娠3个月。

（刘丽敏 整理）

论不孕症的证治 韩百灵

韩百灵（1909—2010），吉林农安人。首批全国老中医药专家学术经验继承工作指导老师，也是我国首批享受国务院特殊津贴的中医专家。韩老行医80载，一直致力于中医的临床、教学、科研工作。他在学术上创立了"肝肾学说"，发展了"同因异病、异病同治"的理论，自创经验方50余首，运用于临床，有的已被全国统编教材《中医妇科学》录用，影响甚远，被同行专家称赞为"杏林医柱"。擅长治疗妇科疾病，兼及内科、儿科，尤长于治疗崩漏、滑胎、不孕等症。著有《百灵妇科》，主编有《中医妇产科学》等。

不孕原因不外先天肾气亏损和后天脾胃虚弱，阴血不足，或房事不节，阴精暗耗，或忧郁忿怒，肝失疏泄，而影响阴阳失调，气血不充则不孕。通过辨证尚可治愈，唯有先天性生理缺陷，确属难医，如古书记载：螺、纹、鼓、角、脉5种畸形，古人又称"五不女"。此非药物所奏效，多属终身不孕。

一、肝郁不孕

婚久不孕，月经先后不定期，经量不多或不畅，色紫暗有血块，经前乳房胀痛，胸胁胀满，善太息，少腹坠胀，精神抑郁，面色暗滞，舌暗红，苔薄或微黄，脉弦。其病多由情志不畅，肝气郁结疏泄失常，血气不和，冲任不能相资而致。常用百灵调肝汤（经验方）或开郁种玉汤（《傅青主女科》）加减。

二、肾虚不孕

（一）肾阴虚不孕

婚久不孕，月经量少，色鲜红，甚至闭经不行或漏下不止，头晕耳鸣，腰膝酸软，手足心热，潮热盗汗，足跟痛，舌干红，少苔或无苔，脉沉细而数。其病多由素体阴血不足，或久病伤阴损血，或早婚、过贪房事，阴精暗耗，精亏血少，冲任亏虚，胞脉失养所致，或阴虚生内热，热扰冲任、胞宫，亦不能摄精成孕。常用百灵育阴汤（经验方）或养精种玉汤（傅青主女科）加减。

（二）肾阳虚不孕

婚久不孕，月经量少，色淡，质清稀，腰酸腿软，四肢不温，白带绵绵，大便溏薄，头眩健忘，面色晦暗，舌质淡润，苔白滑，脉沉弱。其病多由先天禀赋不足，命火虚衰，或阴寒内滞于冲任、胞宫，或久病损伤肾阳，而致冲任虚寒，不能摄精成孕。常用毓麟珠（景岳全书）或温胞饮（傅青主女科）加减。

（三）肾气虚不孕

婚久不孕，月经量或多或少，腰酸腿软，头眩健忘，气短，白带量多，舌质淡，苔薄白，脉沉细或弱。其病多由先天禀赋不足，或早婚房事不节损伤肾气，冲任虚损胞脉失养而致。常用加味补肾安胎饮（经验方）加减。

三、痰湿不孕

形体肥胖，婚久不孕，月经后期，稀发或闭经，头晕，少言懒动，带下量多，面色㿠白，舌淡体胖质嫩，苔白厚腻，脉濡或弦滑。其病多由素体肥胖或过失膏粱厚味，躯脂满溢阻塞气机，痰湿内盛闭塞胞宫；或饮食不节，脾失健运，湿痰内生，流注下焦，壅塞胞脉，不能摄精成孕。常用启宫丸或苍附导痰汤（《叶天士女科诊治秘方》）加减。

四、血瘀不孕

婚久不孕，月经后期或正常，经来腹痛，量多少不定，经色紫暗有块，块下痛减，舌紫暗，边尖有瘀斑，脉沉弦涩。其病多由经期产后，余血未尽，或涉水感寒，或不禁房事，邪与血结，瘀阻胞脉，不能摄精成孕。常用少腹逐瘀汤或血府逐瘀汤（《医林改错》）加减。

附：秘验方介绍

1. 百灵调肝汤

【组成】 当归15g　白芍20g　青皮10g　王不留行15g　通草15g　皂角刺5g　枳实15g　栝楼15g　川楝子15g　怀牛膝15g　甘草5g

【功效】 疏肝解郁、理血调经。

【主治】 用于肝郁不孕。

【用法】 水煎服，每日1剂，日两次口服。

【方解】 方中当归补血活血，调经止痛，经云："补中有动，动中有补，诚血中之气药，亦血中之圣药也"；白芍养血调经，平肝止痛，主入肝经，既可养肝血以补阴之不足，又可柔肝止痛以泻肝之余；川楝子归肝经，行气止痛；枳实破气除热；王不留行性行而不止，走而不守，以活血调经，行血脉；通草清热通气，通利血脉；皂角刺通气开闭，除乳胀；牛膝补肝肾，活血调经，引血下行。其中当归、白芍、牛膝三药合用，养血活血以和血，通络调经；川楝子、枳实疏肝理气；王不留行、通草、皂角刺三药下达血海，走而不守，通郁散结，效果颇佳。全方共奏疏肝解郁、理血调经。

【加减】盆腔积液或输卵管积水者，加甘草补脾益气，调和诸药。加蜈蚣、二丑以通经络，而除积水；腹痛灼热者加土茯苓、鱼腥草、延胡索以清热解毒、行气止痛；腹胀痛者加乌药；腹部刺痛或有包块者加三棱、莪术以行气活血消癥；患有盆腔结核者，加夏枯草、金银花、连翘以清热解毒、软坚散结，现在药理研究证实以上药物具有抗结核作用。

【点评】种子先调经，调经必先疏肝，肝气条达，诸经通畅，胎孕乃成。此亦遵"妇人……天癸既行，皆从厥阴论之"之意。纵观调肝汤全方，看似调经所设，却达助孕之功，此即"调经种子"之意。盖调畅周身之气机，疏通脏腑经络，血液运行流利，冲任气血条达，胎孕可成。古云："求子之心愈切，而得之愈难……乃不期然而然之事。"调节情志，放松心情，并施以药物调理，得子并非难事。

2. 百灵育阴汤

【组成】熟地20g　白芍20g　山茱萸20g　山药20g　续断20g　桑寄生20g　阿胶15g（烊化）　杜仲20g　怀牛膝20g　海螵蛸20g　龟甲15g（先煎）　牡蛎20g（先煎）　生甘草5g

【功效】滋补肝肾、养血育阴。

【主治】用于肾阴虚不孕。

【用法】水煎服，每日1剂，日两次口服。

【方解】方中熟地、山茱萸、山药滋补肝肾、填精益髓。其中熟地入肝能补血，入肾能滋阴，且质润多液，补而不燥，为补血滋阴之要药，《珍珠囊》言："主补血气，滋肾水，益真阴。"山药既能健脾以补先天，又能益肾而助后天。《药性论》中言山药"止月水不定，补肾气……添精髓"。续断、桑寄生、杜仲、怀牛膝补益肝肾，强筋骨。龟甲、牡蛎、海螵蛸为血肉有情之品，补益精血。《本草备要》载：龟板"补心益肾，滋阴资智，治阴血不足……"阿胶源于血肉，化于精血而养血补血。白芍养血敛阴，主女人一切病。生甘草补虚，并调和诸药。全方共奏滋补肝肾、养血育阴之功效。

【加减】 偏于气虚者加人参、黄芪；阳虚者加附子、肉桂、巴戟天、菟丝子、肉苁蓉；阴虚甚症见五心烦热、口渴、便干者，加地骨皮、石斛、沙参。

【点评】 韩老在临床实践中发现肾虚不孕的患者，大部分存在着排卵功能障碍，临证中主要运用该方加减。百灵育阴汤还可用于治疗因肾阴虚而致的诸多妇科疾病，其理论根据是肾藏精，主生殖，为先天之本。

【验案】 张某，女，27岁。1997年4月1日初诊。

自诉已婚3年未孕。月经15岁初潮，经期5～7天，周期20～60天，现已停经3月未行。近两年来，周期2～6个月，经血量少，色淡有小块，经行小腹胀痛，发凉，腰骶痛。平素手足心热，入夜多梦，食纳欠佳，口干不欲饮，大便干，带下量多。查体：营养发育一般，神态正常，两颧潮红，舌红绛，前部无苔，根部苔薄黄，脉弦滑较大而数，水肿明显，脉沉细弱。妇检，外阴已婚未产型，宫颈光滑，宫体稍小，普硬，活动良，附件（－），分泌物少量。证属肝肾阴虚、冲任失调。治宜滋补肝肾、调理冲任。①方用百灵育阴汤加减：熟地20g，白芍20g，山茱萸20g，山药20g，川续断20g，桑寄生20g，阿胶15g（烊化），杜仲20g，怀牛膝 20g，海螵蛸20g，龟板15g（先煎），牡蛎20g（先煎），生甘草5g。5剂，日1剂。②E.P人工周期。

1997年8月20日复诊：经两个月人工周期后，停用E.P，单用百灵育阴汤加减。6月25日自然经行，现又停经两月。舌体淡红，苔薄白，脉弦滑。尿SSS（＋），B超报告，宫腔内胎囊22mm×20mm大小，胎芽（＋），胎心（＋）。诊断：早孕。

（王艳萍 田　娜 整理）

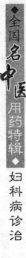
病证结合治疗不孕 黄绳武

治疗不孕，根据《素问·上古天真论》"女子七岁，肾气盛……二七天癸至，任脉通，太冲脉盛，月事以时下，故有子……"的论述，重点在肾，首重调经。除此以外特别注重精血与氤氲之气，常言只有精充血足才能摄精成孕；只有氤氲之气，方有生身之机。对于子宫发育不良引起的不孕，认为先天发育欠佳。虽言妇人所重在血，血能构精受胎成孕，欲治其病唯于阴分调之，使无亏欠乃可成胎，但水为造化之源，火为万物之先，阳为发育之首，要有生发之机，畅达生活功能，非少火生气不足为功。拟温润添精之法，临床加味八珍汤加枸杞子、菟丝子、川椒、香附、鹿角霜、紫河车、仙灵脾等，功能养精血，温阳气，肝、脾、肾三脏同补，如脾虚症状不明显可少用健脾药，然养肝血、温肾气则在所必须。对性欲减退，认为其生理功能低下，加仙茅温补命门暖精；如大便干结则用肉苁蓉温阳通便；其温肾阳之巴戟天、仙灵脾、肉苁蓉、鹿角霜、艾叶等温不燥血、温而能润之药，每酌情选用。对身瘦不孕，认为多由精亏血少所致，每以傅青主养精种玉汤为基本方，又因瘦人多火，对阴虚火旺者，酌加枸杞子、龟甲、牡丹皮等味，则滋水制火之力更强，受孕之机尤易。对于附件炎引起的不孕，又不能泥于治肾及温润添精之法，而以治肝、治气、治血，或清热解毒利湿为主，重在调经，俟经调而子嗣。

◑ 附：秘验方介绍

1. 加味八珍汤

【组成】党参12g 白术15g 茯苓10g 当归10g 川芎10g 熟地黄20g 枸杞子15g 菟丝子15g 鹿角霜15g 龟甲20g 仙灵脾10g

川椒4.5g　香附10g　白芍12g　甘草10g

【功效】养精血、温阳气，疏肝健脾、补肾调经。

【主治】肾气不足引起子宫发育不良而致不孕症。

【用法】水煎服，每日1剂。

【方解】本方党参、白术、茯苓健脾益气补后天以养先天；熟地黄、枸杞子、菟丝子补肾益精，熟地黄大补精血，枸杞子甘平体柔多汁，平补精血，菟丝子辛平，润养之中兼具通调之性，阴中有阳，守而能走，既补肾阳又益肾精，枸杞子、菟丝子二药同用具有温润添精之功效；当归配白芍养血柔肝；鹿角霜、龟甲、紫河车养任督，鹿角霜咸温通督脉之气舍，补督脉即补一身之阳，龟甲咸平，得阴气最足，峻补阴血，善补阴脉，补任脉既补一身之阴，龟鹿相配，一阴一阳均为血肉有情之品，正为经之所曰"精不足者，补之以味"是也；仙灵脾、川椒温肾助阳；熟地、当归、白芍、川芎为四物汤，补血活血调经。香附理气调经，甘草调和诸药。全方肝脾肾同治，以填精补肾见长，而调经种子。

【加减】对性欲减退，认为其生理功能低下，加淫羊藿、肉苁蓉、仙茅温补命门暖精；如大便干结则用肉苁蓉温阳通便；其温肾阳之巴戟天、仙灵脾、肉苁蓉、鹿角霜、艾叶等温不燥血、温而能润之药，每酌情选用。

【点评】全方重在养精血，温肾益气，阳回阴生，有如春风化雨，万物滋生，即所谓"天地氤氲，万物化醇"。

【验案】栾某，女，24岁。初诊：1983年9月11日。

已婚拟生育3年未孕，既往月经周期、量、色均正常，唯夏季推后。近几个月月经推后10余天，量少，色红，有小血块，无腹痛，每经前一天水肿，见红后水肿消失。素头昏，纳差，较一般人怕冷，带下正常，二便尚可。妇检：子宫核桃大小，附件（-）。末次月经8月15日。舌质淡，苔薄白，脉沉细两尺弱。此属子宫发育不良而致不孕，治拟"温润添精"法，主方加味八珍汤加减，党参12g，白术15g，当归10g，熟地黄20g，枸杞子15g，菟丝子15g，鹿角霜15g，龟甲20g，仙灵脾10g，川椒4.5g，香附10g，白芍12g。每日1剂，共服20剂。

1983年10月6日 二诊：服药后，一般感觉尚好，末次月经9月22日，延后一周，怕冷明显减轻，舌质淡红，苔薄白，脉细。继服上方加紫河车30g。

1983年12月12日 三诊：末次月经10月25日，现停经48天，无不适。妇检：宫颈着色，子宫近鸭蛋大，质软，妊娠试验（+），诊断为早孕。停止服药。

随访，1984年7月顺产一胖男婴。

2. 加味养精种玉汤

【组成】熟地黄20g 当归10g 山茱萸肉10g 山药10g 枸杞子10g 白芍12g 牡丹皮12g 沙参12g 龟甲30g

【功效】滋补肝肾、养血调经。

【主治】身瘦精亏血少而致不孕症。

【用法】水煎服，每日1剂。

【方解】本方重用熟地黄滋养肾精为君，山茱萸肉滋肝肾为臣；当归、白芍补血养肝调经为佐使。此方熟地黄甘平，当归辛苦温，白芍酸平，山茱萸肉酸温。其中熟地黄、白芍性平，当归、山茱萸肉性温，综合起来，平而偏温，养肾中氤氲之气即温润添精之意。又加龟甲、枸杞子养任脉，任主胞胎；综观上药有壅而火动之嫌，故加牡丹皮一味泻火又制其壅；山药、沙参养肺阴，肾乃肺之子，肾不足子盗母气，故养肺阴滋水之上源。

【加减】对阴虚火旺者，酌加二至丸、白芍、知母等味；若肾虚肝郁，宜加柴胡、郁金、合欢皮等疏肝解郁。

【点评】全方共奏滋肾养血、调补冲任之功效。《傅青主女科》认为：养精种玉汤之用，不特补血，而纯于添精，精满则子宫易于摄精，血足则子宫易于容物，皆有子之道也。

（王晓双 整理）

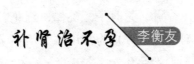

补肾治不孕 李衡友

卵巢功能失调或子宫发育不全的不孕症，皆属于肾虚，而肾虚又有偏阳虚、偏阴虚的不同，以及在肾虚的基础上兼挟其他见证者。在治疗上则采用模拟妇女月经周期的生理改变而于不同阶段选用不同的方药即中药人工周期疗法，同时立足于中医辨证论治。根据辨证临床常采用以补肾为主（中周1号）、以活血化瘀为主（中周2号）、以温肾暖宫为主（中周3号）的3种中药人工周期疗法。具体辨证施治如下。

一、肾虚不孕证

多为无排卵月经或黄体功能不足或子宫发育不全者，须辨偏阳虚、偏阴虚施治。

偏阳虚者见月经迟发或后期，色淡暗量少，甚至闭经，膝软怯寒，性欲淡漠等；舌质淡，苔薄白而润，脉沉细或沉弱。其病机为阳虚气弱，肾失温煦，不能触发氤氲之气以摄精成孕。治以温补肾阳。偏于阴虚者见月经常先期，色红质稠，手足心热，心烦失眠，头晕耳鸣；舌质红或有裂纹，苔少，脉细或弦细。其病机为肾阴亏虚，冲任血海匮乏，或生内热，冲任胞宫蕴热，不能摄精成孕。治以滋养肾阴。

对于该证型以中周1号为治疗方案：经后期（经净后1～5天）以滋肾养血，补冲任为主，为排卵打好基础，常用药如紫河车、乌骨鸡、人参、黄芪、丹参、当归、白芍、川芎、熟地黄、鹿角胶等，常用乌鸡白凤丸。排卵前期及排卵期（周期第11～16天）以滋肾助阳为主，促进卵泡发育、排卵，常用药如菟丝子、肉苁蓉、怀山药、熟地黄、枸杞子、续断、当归、淫羊藿、人参、白术、川芎、杜仲、香附等，菟蓉合剂（自拟方）为常用方，如偏于阳虚者加鹿角霜、巴戟天、艾叶等；偏于阴虚者加女贞子、旱莲草、龟板等。经前期及经期

（经前3～5天及经期）以活血化瘀调经为主，常用药如当归、赤芍、泽兰、茯苓、川芎、香附、茺蔚子、桃仁、红花、山楂、牛膝、益母草等，调经活血合剂（自拟方）为常用方，治不孕症经前期不用药，如偏虚寒者，经期可服温经汤。

○ 二、肾虚肝郁不孕证

除见有肾虚证候外，常见月经或先或后，多少不定，兼见经前乳房胀痛或胁肋、少腹痛，心烦易怒，精神抑郁，善太息；舌质黯红或舌边有瘀斑，苔薄白，脉弦细。其病机为肾虚，冲任虚衰，肝气郁结，气血失调，冲任不能相资。治宜补肾疏肝。应用中周1号在菟蓉合剂中加合欢皮、橘核、怀牛膝等，或间服逍遥散加减。

○ 三、肾虚挟瘀不孕证

症见月经推后或周期正常，经来腹痛，少腹胀或有刺痛，经量多少不一，经色紫暗或有血块，腰膝酸软；舌质紫黯或有紫斑，苔薄白，脉细涩，或属于多囊卵巢综合征者。其病机为肾虚挟瘀，瘀血阻滞冲任胞宫。治宜活血化瘀兼补肾。

应用中周2号为治疗方案：经后期以补肾气，养冲任为主，促进卵泡发育。常用药如怀山药、熟地黄、何首乌、菟丝子、当归、续断等，促卵泡汤为常用方，如偏阳虚者加仙茅、淫羊藿等；偏于阴虚者加女贞子、旱莲草等。排卵前期或排卵期以活血化瘀为主，使已成熟的卵子突破卵巢表层而排出。常用药如当归、赤芍、泽兰叶、熟地黄、茺蔚子、香附、川芎、柴胡、红花、桃仁、山楂等，排卵汤为常用方，如偏于阳虚者加桂枝、鸡血藤等；偏于阴虚者加丹参、枸杞子等。排卵后期（周期第17～25天）以调肝肾、养冲任为主，使黄体功能健全，为孕卵着床创造条件。常用药为怀山药、熟地黄、何首乌、续断、阿胶、龟板、枸杞子、肉苁蓉等，促黄体汤为常用方，如偏于阳虚者加菟丝子、当归；

偏于阴虚者加女贞子、丹参、旱莲草。经前期及经期以活血调经为主，使子宫内膜坏死脱落，经血来潮。调经活血合剂为常用方，如偏于阳虚者加桂枝、鸡血藤等；如偏于阴虚者加丹参。治疗不孕症经行服药，经前期不用药。

四、肾虚宫寒不孕证

临床上除具有肾虚偏阳虚证外，并有明显的下腹部冷感。其病机为肾阳亏虚，命火虚衰，胞宫冲任虚寒不能摄精成孕。治宜温肾暖宫。

应用中周3号为治疗方案：经后期以补脾肾、养冲任为主，为排卵创造条件。常用药如当归、白术、人参、黄芪、茯苓、远志、酸枣仁、木香、桂圆肉、紫河车等，常用归脾丸。排卵前期或排卵期以温肾暖宫为主，以促排卵。常用药如熟地黄、当归、白芍、桑寄生、续断、肉苁蓉、川芎、杜仲、艾叶、桂枝、牛膝、草豆蔻等，温肾暖宫合剂（自拟方）为常用方。经前期及经期以活血调经为主，促使月经来潮。常用调经活血合剂加桂枝、鸡血藤。治疗不孕症经前期不用药，经行才服药。

肾为先天之本，元气之根，主藏精气，具有促进人体生长、发育和生殖的功能。经有关不孕症的一系列检查，排除了器质性变化，对于诊断为卵巢功能失调（无排卵及黄体功能不全）或子宫发育不全者，皆属于肾虚。因而治疗不孕症的关键是补肾，而补肾须辨肾阴虚、肾阳虚，并有肾虚肝郁、肾虚挟瘀、肾虚宫寒等不同证型。治疗不孕症过程中，模拟正常月经周期变化（卵泡期、排卵期、黄体期、行经期），中药周期性给药，使"肾—天癸—冲任—胞宫"之间的功能平衡，而达到调经种子的目的。但注意应采用辨证与辨病相结合，使中药人工周期疗法立足于辨证论治，使病、证、药更加合拍。属于肾虚不孕症，多系卵巢功能低下的无排卵或黄体功能差及子宫发育不全者，用补肾为主的中周1号治疗；属于肾虚兼肝郁不孕者，在用中周1号补肾的同时，必须间服逍遥散加减以疏肝解郁，使肝气条达，才能达到排卵受孕的目的；属于肾虚挟瘀不孕者，如多囊卵巢综合征或兼血瘀征象者，用以活血化瘀为主的中周2号治疗；属于肾虚宫寒不孕者，用温肾暖宫为主的中周3号治疗。值得一提的是患者患上不孕症后，往往精神压力过重，情绪郁闷，因"冲为血海，任主胞胎"，"冲任起于胞宫，隶属于肝肾"，故不孕症与肝的关系亦很密切，治疗上应注重肝，尤其疏肝。临证治疗上，以补肾为主的中药人工周期应用最多，其方药简便，疗效良好，适于门诊广泛使用。

◐ 附：秘验方介绍

1. 菟蓉合剂

【组成】菟丝子15g　肉苁蓉10g　山药、熟地黄、枸杞子各15g　续断、当归、淫羊藿各10g　香附6g

【功效】滋肾助阳，促进卵泡发育、排卵。

【主治】肾虚不孕包括无排卵、黄体功能不足或子宫发育不全的原发性不孕症；肾虚闭经及月经过少等。

【用法】水煎服，每日1剂，月经周期第11天始服，连服5～10剂。

【方解】本方系根据阴阳互根原理而成。方中菟丝子既补肾阳又补肾阴；肉苁蓉甘咸温，养命门真火，补肾阳益精血，二者共为主药，以使阴精充实，阳气内动。山药益气养阴、脾肾双补；熟地黄补血滋阴、益精填髓；枸杞子甘平，补益肝肾；续断补肝肾，调冲任；当归补血活血配香附疏肝理气，使冲任气血流动，诱导排卵；淫羊藿辛甘温，温肾壮阳。全方配伍滋而不腻，温而不燥，共奏滋肾助阳、行气活血，以促使重阴转阳，卵子顺利排出。

【加减】根据辨证酌情加减，如偏阴虚者加女贞子、旱莲草、龟板等；偏阳虚者加鹿角霜、巴戟天、艾叶等。

【点评】菟蓉合剂为补肾促排卵之主方。方中配伍平和，滋阴而不腻，温阳而不燥。排卵前期服用此方，可促使卵泡成熟而达到排卵，对无排卵月经及黄体功能低下者均有良好的效果，对子宫发育不全者，也有促进发育的作用。

2. 调经活血合剂

【组成】当归、茺蔚子各12g　赤芍药、泽兰、茯苓各10g　川芎、香附各6g

【功效】活血、化瘀、调经。

【主治】肾虚不孕症；血瘀之月经过少，闭经等月经病。

【用法】水煎服，每日1剂，经前3～5天及经期服，连服5～7剂，不孕症患者经前期不服药。

【方解】本方针对经前期（经前3～5天）及经期的特点而设，此期血海满盈，在肾气的功能作用下应定时排出，为新的周期奠定基础。但经血能否顺利排出关键在于通，方中当归补血活血调经；茺蔚子活血调经；赤芍活血通经；泽兰苦辛微温，活血化瘀通经，药性平和不峻；川芎行气活血，下调经水，为妇科活血调经之要药；香附疏肝理气调经；茯苓健脾，参于一派活血化瘀调经之药中，以免伤及正气。全方共奏活血调经之功效，以使经血畅利。

【加减】根据辨证酌情加减，如偏阳虚者加桂枝6g，鸡血藤10g；偏阴虚者加丹参12g。

【点评】自拟方调经活血合剂是经前期及经期常用方，能使子宫内膜坏死脱落，月经来潮，为新的月经周期奠定基础。在应用人工周期疗法治疗不孕症及月经病的过程中常用此方，临床疗效较好。

3. 温肾暖宫合剂

【组成】熟地黄、当归各12g　白芍药、桑寄生、续断、肉苁蓉各10g　川芎、杜仲、炒艾叶、桂枝、牛膝各6g　草豆蔻3g

【功效】温肾暖宫，促进排卵。

【主治】肾虚宫寒不孕症包括无排卵、黄体功能不足或子宫发育不全的原发性不孕症；肾虚宫寒闭经及月经过少、痛经。

【用法】水煎服，每日1剂，月经周期第11天始服，连服5～10剂。

【方解】方中熟地黄补血滋阴、益精填髓；白芍养血敛阴；当归、川芎活血祛瘀、养血调经；肉苁蓉补肾助阳、益精血；杜仲补益肝肾；桑寄生养血补肝肾；川续断补肝肾调冲任；桂枝温经散寒通利血脉；炒艾叶温经散寒；草豆蔻温中散寒；怀牛膝补肝肾通血脉。诸药合用使肾虚得补，宫寒得温，冲任血脉通畅，卵子能顺利排出。

【加减】一般不作加减，坚持服用全方。必要时可根据辨证酌情加药。如兼血瘀者加桃仁、红花、山楂等。

【点评】本方主要针对肾虚宫寒不孕而设，除具有肾虚偏阳虚证外，常具有明显下腹冷感。对于辨证为肾虚宫寒的月经病亦适宜应用。

（潘群玉　整理）

论免疫性不孕的证治 李祥云

李祥云，男，教授，主任医师，博士生导师，第五批全国老中医药专家学术经验继承工作指导老师。国内外杂志上发表论文100余篇，著有《不孕与不育的中西医治疗》《女性性器官出血》等5部著作，主编《奇难怪病治愈集》《李祥云治疗妇科病精华》等6部，任副主编及参加编写的著作有《中国医籍大词典·妇产科分册》《中国大百科全书·中国传统医学》等30余部。尤擅长治疗不孕症，被病家誉为"送子公公"。

免疫性不孕于1922年首次提出，但直至20世纪50年代从男性不育症和女性不孕症患者的血清中发现精子凝集素后，其在不孕（育）症中的地位才受到关注。本病约占不孕症的20%，且其发病率呈逐年上升趋势。现代医学治疗方法有隔绝疗法、免疫抑制疗法、人工授精等，但疗效不佳、副反应较多，且费用高，不宜于推广。本人经过多年临床实践证明，中医药治疗本病疗效显著。

一、肾阴虚为本，湿热为标，本虚标实

肾为先天之本，肾中所藏先天之精，禀受于父母，是胚胎发育的原始物质，决定着人体先天禀赋的强弱。肾主骨、生髓，其中"髓"包括现代医学的脊髓和骨髓。现代医学认为，骨髓是免疫系统的中枢器官，是免疫活性细胞的发源地及分化成熟的内环境，在免疫应答及免疫调节过程中起重要作用。所以肾在维持免疫功能的稳定性方面有重要作用。只有在肾中先天之精的滋养下，免疫系统才不至于成为无源之水，才能发挥正常免疫功能，因此肾不仅具有"主生殖"的功能，还有调整免疫系统的功能。《黄帝内经》云："阴平阳秘，精神乃治，阴阳离

决，精气乃绝。"故阴阳平衡是维持机体内环境稳定的必要条件。肾阴有滋润机体、濡养胞脉的作用；肾阳有温煦气化、温养胞宫的功能。肾之阴阳平衡，则胞宫得温，胞脉得养，冲盛任通，而能摄精成孕。免疫性不孕的发病与肾阴亏虚、湿热瘀阻有关。若素体阴血不足、或房劳伤肾、或久病耗伤阴血，常致肾阴亏虚，日久易生内热，热扰冲任，虚火灼精，使胞脉失养；或经期、产后、人流术后，耗伤肾气，损伤阴精，湿热邪毒趁虚内侵，与瘀血相结，瘀血湿浊阻冲任、胞宫，不能摄精成孕，或者深入子宫胞络，在精卵结合后阻止胚胎发育。因此，本病为本虚标实之证，以肾阴不足为本，湿热邪毒为标。

二、滋肾清解，循周治疗，标本兼顾

根据肾阴虚为本、湿热邪毒为标的基本病机，提出滋阴补肾、清热解毒的治法，并拟定经验方抗免助孕汤，循月经周期加减治疗。该方主要药物为生地黄、熟地黄、菟丝子、淫羊藿、黄芪、泽泻、牡丹皮、知母、黄柏、茯苓、红藤、生甘草、忍冬藤。以此方为基础方，根据月经周期阴阳消长规律加减用药。如行经期配合温经活血、行气止痛，予抗免助孕汤去生地黄、淫羊藿、黄芪、牡丹皮、知母、黄柏、茯苓，加桂枝、白芍、川芎等；卵泡期健脾、补肾、养血，抗免助孕汤加当归、怀山药、鸡血藤等；排卵期补肾活血，促进排卵，予抗免助孕汤加枸杞子、肉苁蓉、鸡血藤、当归等；黄体期补肾健脾，顺应月经阴阳规律调经，抗免助孕汤加赤芍、怀山药、巴戟天、仙茅等。如此加减，调经助孕，多能提高妊娠率。此外，在治疗期间必须采用避孕套避孕。在治疗女方的同时，也需对男方进行检查，如果男方抗体阳性，需同时治疗。由于本病有反弹性，故在抗体转阴后必须抓住有利时机受孕。

附：秘验方介绍

抗免助孕汤（经验方）

【组成】生地黄12g 熟地黄12g 菟丝子12g 淫羊藿15g 黄芪12g 泽泻12g 牡丹皮12g 知母12g 黄柏12g 茯苓12g 红藤30g 生甘草6g 忍冬藤30g

【功效】滋阴补肾、清解湿热。

【主治】用于肾阴虚为本，湿热为标，本虚标实之免疫性不孕症。

【用法】水煎服，每日1剂。服至月经来潮。

【方解】方中熟地黄补血滋润、益精填髓，生地黄补肾、凉血生津。《本草汇言》指出："生地，为补肾要药，益阴上品，故凉血补血有功，血得补，则筋受荣，肾得之而骨强力壮。"菟丝子滋肾阴、益精血，淫羊藿补肾阳、填精血，二药于阳中求阴，补肾促排卵。黄芪补脾肺气，气行则水湿化；泽泻利水渗湿、泄热通淋；牡丹皮清热、活血散瘀。《本草求真》言："丹皮能泻阴中之火，使火退而阴生，所以入足少阴而佐滋补之用。"知母清热泻火、滋阴润燥，黄柏清热燥湿、泻火解毒，二药常相须为用。《本草纲目》言："肾苦燥，宜食辛以润之；肺苦逆，宜食苦以泻之。"知母之辛苦寒凉，下则润肾燥而滋阴，上则清肺金泻火，乃二经气分药也；黄柏则是肾经血分药，故二药必相须而行。"红藤、茯苓清热解毒、除湿通络。此外，用忍冬藤、金银花、生甘草，这些药物能清热解毒，可抑制免疫反应。其中忍冬藤清热而不伤阴，苦寒而不损气，《医学真传》云："银花之藤，乃宣通经脉之药也，通经脉而调气血。"黄芪既补正气之不足，又助忍冬藤活血解毒；甘草生用清热解毒，又能调和药性。综上所述，全方共奏滋阴补肾、清热解毒之功效。

【加减】根据月经周期阴阳消长规律加减用药。

【点评】本方是李祥云教授的自拟经验方用于治疗免疫性不孕。本方由知柏地黄丸加减而成，本方滋补肾阴以治本，清解湿热以治标，在临床中取得较好效果。

【验案】王某，女，32岁。初诊日期：2008年4月6日。

患者于2003年结婚，婚后即孕，行人流术，至今逾4年而未孕。曾先后前往多家医院治疗，效果不佳，遂来我院求治。就诊时见：腰酸，带下量多，色淡黄，质稠；偶有耳鸣盗汗，面部痤疮，口干欲饮，大便干结；舌红，苔薄黄，脉沉细。妇科检查无异常。月经初潮17岁；周期4~5天/28~30天；量中，色红，有细小血块，无痛经，经行畏寒，末次月经2008年3月21日。于2007年12月某医院子宫输卵管碘造影（HSG）显示：双侧输卵管通畅，抗子宫内膜抗体阳性，抗精子抗体阳性，男方精液常规及性功能正常。西医诊断：免疫性不孕；中医诊断：不孕；辨证属肾阴亏虚、湿热蕴结；治法：滋补肾阴、清解湿热。处方：生地黄12g，熟地黄12g，菟丝子12g，淫羊藿15g，黄芪12g，泽泻12g，牡丹皮12g，知母12g，黄柏12g，茯苓12g，红藤30g，生甘草6g，忍冬藤30g，赤芍药9g，山药15g，巴戟天12g，鸡血藤15g，生大黄（后下）3g。服至月经来潮，并嘱患者测基础体温。

二诊（4月20日）：于4月19日月经来潮，时腰酸，腹胀，余无明显不适；舌红，苔薄，脉弦。治法：行气活血、补肾清解调经。处方：桃仁9g，红花9g，香附12g，当归9g，川芎6g，白芍药12g，熟地黄12g，桂枝6g，泽兰9g，泽泻9g，菟丝子15g，红藤30g。

三诊（4月27日）：刻下月经已净，面部痤疮较前减少，口干，眠差，二便调，无明显不适；舌红，苔薄，脉濡。治法：健脾补肾养血、清解湿热。处方：生地黄12g，熟地黄12g，菟丝子12g，淫羊藿15g，黄芪12g，泽泻12g，牡丹皮12g，知母12g，黄柏12g，茯苓12g，红藤30g，生甘草6g，忍冬藤30g，当归9g，山药15g，鸡血藤12g。

循上述规律加减服用3个月后，复查血清抗子宫内膜抗体、抗精子抗体均转阴性。停服中药，根据基础体温指导其在排卵期同房。2008年9月1日患者月经过期未行，基础体温上升20天，尿HCG阳性，诊为妊娠，嘱其注意休息，禁剧烈活动，禁房事。2009年随访顺产生一男孩，母子健康。

（安艳红 整理）

补肾通络治疗不孕症 梁文珍

一、免疫性不孕症的证治

免疫性不孕是指精子作为一种独特抗原，当女方生殖道缺乏某种酶或有炎症、创伤等因素存在时，与女方机体免疫系统接触，引起免疫反应，产生抗体，导致精子在女性生殖道内的代谢、活力下降引起的不孕。导致免疫性不孕的因素很多，其免疫反应可分为同种免疫、局部免疫与自身免疫3种。临床患者可表现为婚久不孕、月经失调、腰腹疼痛、带下量多等症状，实验室检查存在抗精子抗体等免疫性抗体阳性；舌质淡黯或舌边有瘀点，苔白或腻，脉沉细涩或细滑。病因病机多为肾虚、瘀滞、湿热，治宜益肾化瘀、清热利湿。临床自拟补肾泄浊汤，据患者舌苔、脉象加减用药。

二、输卵管炎性阻塞性不孕症的证治

输卵管炎症引起输卵管阻塞是女性不孕症的重要原因之一，占女性不孕因素的1/3以上。多因盆腔慢性炎症导致输卵管粘连、积水、扭曲等，使输卵管丧失其输送功能，或扭曲而致结合障碍，属中医学气滞血瘀之证。临床多表现为婚久不孕，下腹疼痛，痛连腰骶，带下量多，输卵管通畅试验阳性，即输卵管不通或通而不畅，妇科检查宫体一侧或两侧附件增厚，压痛，甚至触及炎性肿块；舌质黯红或瘀点，苔白或黄，脉弦涩。《女科经纶》指出："夫痃癖癥瘕，不外气之所聚，血之所凝，故治法不过破血行气"，治宜活血祛瘀、行气通络。临床采用自拟化瘀通络汤口服、下腹热敷、中药保留灌肠及子宫—输卵管药液注射的中西医结合疗法。

受孕是个复杂而又协调的生理过程，任何一个环节异常，便会导致不孕，因此辨明病因、明确病位对于治疗本病至关重要。免疫性不孕症为免疫缺陷，按中医辨证属正气不足，先天之肾气不足，后天失养，肾虚血瘀所致；其病位首在肾；病因之本在肾虚，病因之标在湿热、血瘀；病机为正虚邪恋，日久化湿积瘀；故治疗应以益肾为先，肾气足则生殖之本得固，正气充足，同时化瘀、清热利湿亦是治疗本病的关键。输卵管阻塞性不孕症多为慢性盆腔炎症引起的瘀滞不通，故治疗上以化瘀通络助孕为主，配合凉血、祛风胜湿之法，防病久瘀热互结，并结合西医输卵管通液术以消炎、疏通粘连。常用的经验方有补肾泄浊汤、化瘀通络汤、外敷方、保留灌肠方等，临床疗效确切。

◯ 附：秘验方介绍

1. 补肾泄浊汤

【组成】 菟丝子、枸杞子、淫羊藿、金银花、紫花地丁、车前子、牡丹皮、泽泻、川牛膝、怀牛膝各10g 薏苡仁20g 黄柏5g 生甘草9g

【功效】 益肾化瘀、清热利湿。

【主治】 适用于免疫性不孕，病因病机为肾虚、瘀滞、湿热者。

【用法】 水煎服，每日1剂，早晚分服，连服两个月。

【方解】 菟丝子、枸杞子、淫羊藿甘润补肾而不燥，泽泻、黄柏泄浊燥湿而坚阴。金银花、紫花地丁清热解毒。车前子且寓阳中求阴之意，清热利水。薏苡仁清热利湿，丹皮为血中气药，清热活血散瘀；配怀牛膝疏利冲任，活血化瘀引药下行；甘草调和诸药，缓急止痛。全方消补共济、清利结合，共奏补肾、泻浊、化瘀之功效。

【加减】 热甚者加黄芩；郁甚者加郁金；瘀甚者加桃仁；湿甚者加茯苓；阳虚者加鹿角胶；阴虚者加北沙参；脾虚者加炒白术。

【点评】 妇女生殖器官有感染或创伤因素存在时，皆可促使抗精子抗体的产生，梁教授据症辨证，自拟补肾泻浊汤，并验证于临床，为临床提供了一种行之有效的治疗方案。

【验案】王某，26岁。1993年12月6日初诊。

婚后两年，同居未避孕，未孕。月经初潮14岁，周期28～30天，经期6～7天，末次月经为1994年11月23日，量中等，质黏稠，色暗红，伴小腹隐痛。现带下量多，色淡黄，腰骶酸痛；舌淡红、苔薄黄微腻，脉细滑。妇科检查：双侧附件增厚，压痛（+），宫颈肥大。实验室检查：抗精子抗体（+）。配偶生殖功能正常。属肾气虚湿热瘀滞证，治宜益肾化瘀、清热利湿。于补肾泻浊汤去枸杞子，加茯苓、茵陈各10g，每月10剂，连服两个月。

1994年3月10日二诊：服药后，腰骶酸痛减轻，白带正常，复查抗精子抗体（-），嘱停药观察。

1994年5月8日三诊：已早孕43天。

2. 化瘀通络汤

【组成】当归、赤芍、川芎、桃仁、三棱、莪术、制香附、白芥子各10g 威灵仙、透骨草、忍冬藤各20g 木通、炙甘草各6g

【功效】活血化瘀、通络助孕。

【主治】用于慢性盆腔炎性疾病所致的输卵管阻塞性不孕症。

【用法】水煎服，早晚分服，月经第16天至经期每日1剂。

【方解】本方为通络汤的变通方剂。方中透骨草配忍冬藤、白芥子配木通，一温一凉，寒热并用，既行滞通络又能防诸药合用药性过温，内助瘀热之弊。另方中透骨草、威灵仙、白芥子3药相伍，功能祛风胜湿、内剔湿滞。且对真菌有抑制作用，可防久用抗生素后，菌群失调。此外，桃仁、三棱、莪术、赤芍、川芎等药化瘀消癥，具有良好的消肿散结、活血化瘀、利气通络之功效。全方与抗生素相辅相成，对加速病变组织的炎症吸收及粘连松解有相得益彰之功。

【加减】据辨证加减，平时带下黏腻者加薏苡仁30g；小腹胀楚加炒枳壳10g；两侧少腹牵扯阴中疼痛者加红藤、白头翁各10g；腰骶酸楚加川、怀牛膝各10g；病程长者加炙黄芪、土鳖虫各10g；经期加败酱草、丹皮各10g。

【点评】 输卵管阻塞性不孕症若以温经通络为主，瘀血虽得温则化，但临床常因患者病程迁延，屡用温药而致瘀热互结，湿浊内蕴，虚实夹杂，出现带下色黄黏腻、小腹灼痛、腰骶酸楚等症状。故用药当在活血化瘀的基础上佐以凉血通络、祛风胜湿之品，令互结之湿热得散、瘀血得去、胞宫胞脉得通，共奏种子之功。

【验案】 赵某，女，29岁，已婚。2008年1月16日初诊。

结婚两年，同居未避孕，未孕。月经初潮13岁，经期7天，周期30～50天，量中等，色红，痛经（－）。末次月经2007年12月2日。2007年3月13日在某医院行子宫输卵管造影术显示：双侧输卵管梗阻。既往两次IVF-ET均失败，配偶生殖功能正常。妇科检查：双侧附件略增厚，质软，无压痛。舌淡红边稍暗苔白，脉细滑。中医证属痰湿瘀阻冲任、胞宫，冲任不畅，治宜活血化瘀、通络调经。方用化瘀通络汤加减，药用当归10g，川芎6g，赤芍10g，三棱10g，莪术10g，薏苡仁20g，桂枝6g，透骨草15g，皂角刺15g，刘寄奴15g，王不留行10g，川牛膝10g，姜半夏10g，泽兰10g，15剂，水煎服，每日1剂。

2008年2月13日二诊：末次月经1月19日，（2次IVF-ET停黄体酮后），量中等，色暗红，7天净，值月经25天，阴道彩超示：子宫47mm×27mm×39mm，内膜7mm，舌淡红，苔薄白，脉滑。上方加菟丝子10g，山药10g，陈皮10g，白芥子10g。7剂，水煎服，每日1剂。同时予野菊花通络颗粒保留灌肠，每晚1次。

2008年2月27日三诊：末次月经2月23日，量少，色暗，5天净。2月26日查性激素：PRL39.17ng/ml，其余正常。舌脉同前。拟方通络汤加生麦芽20g，泽兰10g，川牛膝10g，陈皮10g，清半夏10g，胆南星5g。继续野菊花通络颗粒保留灌肠，并嘱病人每月经后行下腹部理疗（选择中频加超短波）10天。

2009年7月20日四诊：末次月经2009年5月16日，停经后于7月15日某市人民医院B超示：宫内妊娠囊18mm×10mm×23mm，囊内见胚胎及原始心管搏动。诊断为早孕。

随访：2010年3月1日剖宫产分娩一女婴，母女健康。

3.外敷方

【组成】大青盐500g　加生姜10片　葱白1把　花椒20g　艾叶20g

【功效】化瘀通络、暖宫助孕。

【主治】慢性盆腔炎、输卵管阻塞性不孕症。

【用法】共炒热后置于袋内，晚上睡前平铺下腹部敷之，待冷后除去，每晚1次，经期停止。

【方解】大青盐性寒味咸，入肾经，直达病所（胞宫、胞脉属肾），配以辛温发散之葱白、生姜、花椒、艾叶，一则制大青盐之过寒，一则以助窜透之力。

【加减】一般不作加减，使用原方。

【点评】本方采用下腹部温热外敷的方法，亦属利用热效应使局部血液循环增强，代谢加快，促进炎性吸收。

4.保留灌肠方

【组成】红藤、败酱草、赤芍、丹参、威灵仙、土茯苓、野菊花、千里光各30g

【功效】活血、化瘀、解毒。

【主治】本方不仅适用于慢性盆腔炎，也适用陈旧性异位妊娠等稳定型盆腔包块、输卵管阻塞性不孕症等疾病的治疗。

【用法】浓煎取汁100ml，温度保持在39℃～40℃，便后灌肠，保留35～40min，月经干净后第3天起，每日1次，经期停用，每月连续12～15次。

【方解】红藤、败酱清热解毒活血化瘀；赤芍、丹参凉血活血、化瘀通络；威灵仙祛风除湿、通络止痛；土茯苓解毒除湿；千里光、野菊花清热解毒。全方以清热解毒、燥湿通络为主，用以保留灌肠，可消除瘀滞，促进炎性粘连吸收。经期盆腔充血加重，患者抵抗力下降，易感染，故于经期停用。

【加减】一般不作加减，使用原方。

【点评】本方采用直肠给药，减少药物消耗，使药力直达病所，且无峻猛攻逐之品，药性平和，能很好地达到助孕种子的目的。

（梅雪靖　整理）